0~6岁幼儿常见脾胃问题图解

中医妈妈育儿锦囊

申莉丽 * 著

王玥月 * 绘

中国轻工业出版社

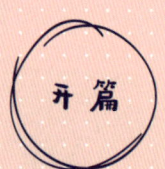

开篇

这不仅仅是一本育儿锦囊

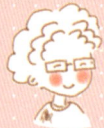

大家好，我是中医妈妈申医生，毕业于北京中医药大学，从事中医临床工作十几年。在门诊为成百上千的宝宝调理体质，给予家长正确喂养宝宝的指导和建议。

近年来，在宝宝树、凯叔讲故事等千万级的知名母婴平台为几十万个家庭传播亲子小儿推拿的绿色疗法以及开设健康育儿的课程。现在每天也会利用业余时间回答平台粉丝和社群宝妈的咨询。倡导正确喂养，传统小儿推拿和食疗结合的自然养育理念，大家都亲切地叫我"中医妈妈申医生"。

我自己有两个宝宝，也同样经历过妈妈们在养育宝宝过程中的各种焦虑和担心：

- 宝宝怎么拉绿色的大便？
- 五天没有大便了，怎么办？
- 最近怎么不爱喝奶了，厌奶期？
- 总是吐奶，怎么办？
- 哄睡太难了，翻来覆去就不睡，怎么办？
- 最近宝宝没长个啊，比邻居小孩矮一截呢，怎么办？
- ……

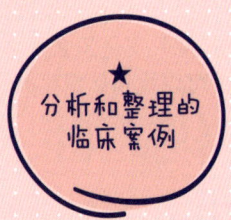
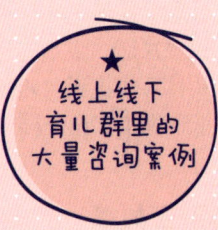

<u>如此多的未知，当妈太难了！</u>

面对这些疑惑和担忧，只有不断学习，不断总结经验，育儿的路上才能更轻松。不论是作为妈妈还是医生，我对大家在育儿路上的困扰都更能感同身受。

所以，我把这些年自己养育宝宝的经验，分析和整理的临床案例，以及线上线下育儿群里的大量咨询案例整理出来写成了这本书，希望能帮助更多的妈妈们在育儿的路上<u>少走弯路，少踩坑</u>。

写这本书的初衷是想把它作为新手妈妈随身携带的一本"小字典"，遇到宝宝出现的一些健康方面的疑惑，可以随时翻看，答疑解惑，还可以使用里面分享的食疗和小儿推拿的方法来帮助宝宝。为了方便大家查找，本书分了三个大的篇章，第一篇是基础篇，第二篇是进阶篇，第三篇是工具篇。

第1篇 基础篇

这部分内容主要是从中医的角度介绍宝宝的脏腑特点、体质类型，以及在养育宝宝时容易出现的误区。由于中医中关于五脏（心肝肾肺脾）内容的描述非常复杂，本书篇幅有限，所以每个脏腑只举了一个关于宝宝有代表性的例子，方便时间宝贵的宝妈们更好地理解。

第2篇 进阶篇

主要涵盖了宝宝常见的各种健康问题。为了方便大家查找，这部分内容是按照身体部位来排序的，如鼻部、眼部、头面部、四肢、胸腹部、舌象、关于宝宝的"吃"、关于宝宝的"便便"等。如果你想知道"宝宝没食欲，不想吃饭怎么办？"，你可以直接在目录中找到"关于宝宝的'吃'"，就可以找到你的答案。如果你想知道"宝宝的手指总是爱脱皮是怎么回事？"你可以直接从目录中找到"四肢"，就可以找到你想要的答案了。以此类推，像查字典一样。

第3篇 工具篇

给大家列了几个跟宝宝日常养育有关的表，比如《水果寒热一览表》，哪些水果是偏凉的，哪些水果偏热，根据宝宝的体质特点来选择食用。《补脾胃助消化的食物清单》，脾胃不佳的宝宝，可以适当增加这类食物的摄入。这些表大家可以复印下来贴在家里，也可以随时翻看，使用起来比较方便。

这本书里我把宝宝成长过程中常出现，家长又很关心的几十个问题逐一给大家掰开了揉碎了说明白。

哪些是宝宝成长中的小插曲，不需要大惊小怪；

哪些又是宝宝异常表现的小信号，需要我们加以重视，快速应对。

同时，还会教给你简便易学的小儿推拿，看了就能用，用了就有效。

所以，这不仅仅是一本中医妈妈的育儿锦囊，还是一本帮助你轻松育儿的中医"小字典"。

小儿推拿不会做？可以扫描二维码，看中医妈妈拍的视频，手把手教给你。

参与更多育儿话题，与成百上千的宝妈宝爸一起学习和分享育儿经验和趣事。

一本小小书，既是你的育儿宝典，又是你的育儿智囊团。

开启健康育儿，做智慧爸妈，就从这本书开始吧！

目 录

第1篇 基础篇

- ● **背景知识补充** ···010
  - 心：宝宝受到惊吓，心神不安 ···011
  - 肝：眼屎多、爱发火，那是有肝火 ···014
  - 肾：补肾壮骨，让宝宝长高个 ···016
  - 肺：感冒咳嗽，分清类型再吃药 ···020
  - 脾：厌食偏瘦不长肉，补脾是关键 ···023
- ● **六种小儿常见体质** ···026
  - 平和体质 ···029
  - 脾气不足型 ···031
  - 脾虚湿困型 ···033
  - 肺脾气虚型 ···035
  - 脾肾亏虚型 ···037
  - 阴虚内热型 ···039
- ● **常识储备** ···041
  - 宝宝到底应该怎么吃才对？ ···042
  - 宝宝的睡眠 ···046
    - 睡眠小贴士 ···046
    - 什么才是好睡眠？ ···047
  - 爱运动的宝宝脾胃才能好 ···050
  - 身体好不好，家庭环境很重要 ···052
- ● **温馨提示** ···055
  - 损伤脾胃的那些"坑" ···056
    - 宝宝的脾胃喜温恶寒 ···056
    - 这些药物过度使用最伤脾胃 ···058
    - 有的零食对宝宝的脾胃百害而无一利 ···061
    - 追着喂、哄着喂，反伤脾胃 ···063
  - 水果要锦上添花才好 ···066
    - 水果在宝宝饮食中应该扮演什么角色 ···066
    - 脾虚的宝宝不适合吃太多水果 ···069
    - 吃水果的四个误区，你中招了吗？ ···071

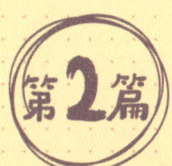

第2篇 进阶篇
宝宝常见的问题

- **鼻部** …076
  - 山根有青筋 …077
  - 山根青筋颜色紫红 …079
  - 山根有横青筋或有竖青筋 …081
  - 正确看待宝宝山根的青筋 …082

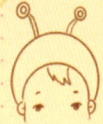

- **眼部** …084
  - 下眼袋颜色发青 …085
  - 下眼袋颜色紫红 …088
  - 下眼袋颜色发黑 …089
  - 眼屎多，眼屎黄 …090
  - 眼皮上长麦粒肿 …092

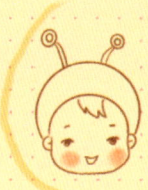

- **头面部** …094
  - 嘴唇爱脱皮 …095
  - 爱流口水 …097
  - 口气重、口臭 …099
  - 睡觉爱磨牙 …102
  - 脸上有白斑 …105
  - 头上爱出汗 …107

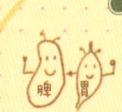

- **胸腹部** …110
  - 肠胀气 …111
  - 肚子总是咕噜咕噜响 …115
  - 宝宝总说肚子疼 …117

- **四肢** …120
  - 指甲上的小月牙很少 …121
  - 手指爱脱皮 …123
  - 手掌颜色发黄 …126
  - 手心脚心总是热乎乎的 …128

● 舌象 …131
宝宝正常的舌象 …132
舌苔厚（白厚、黄厚） …135
舌苔剥脱（地图舌） …138
舌尖红，有小红点 …141
舌头胖大，齿痕舌 …143
舌头瘦长 …145

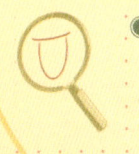

● 关于宝宝的"吃" …147
不好好吃饭，不同原因不同对待 …148
没食欲不想吃 …150
饭量小，吃一点就饱 …151
饭量时大时小，一阵儿一阵儿的 …154
爱喝奶不爱吃辅食 …157
挑食，不爱吃蔬菜 …160
总是吐奶 …162
吃得多长得胖 …164
吃得多却不长肉 …167
厌奶 …171
关于宝宝的"吃"看这一篇 …173

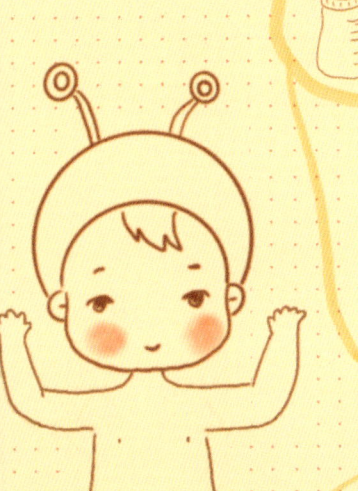

● 关于宝宝的"便便" …175
好便便和坏便便——大便总论 …176
大便颜色发绿 …178
腹泻 …180
大便先干后稀 …182
大便干燥 …184
大便间隔时间长（攒肚） …187
大便里有奶瓣 …189
大便里有泡沫 …191
放屁蹦出大便 …193

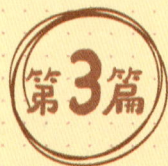

第3篇 工具篇

- 水果寒热一览表 ···196
- 补脾胃助消化的食物清单 ···197
- 宝宝生长发育曲线图 ···200
- 宝宝脾胃自测表 ···202
- 脾胃测评结果评估 ···203
- 宝宝喂养反馈日记 ···204
- 如何使用《宝宝喂养反馈日记》 ···205

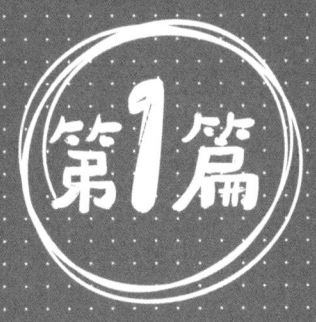

第1篇

基础篇

背景知识补充

宝宝的五脏有什么特点?

宝宝受到惊吓,心神不安

中医认为:心藏神,主神志
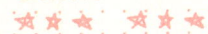

 原因

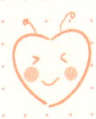 VS

心的气血足
- 精神好、思维敏捷
- 面色有光泽和神采
- 睡眠安稳

心的气血不足
- 精神不振、有点儿蔫
- 面色无光泽
- 睡眠不安稳

与大人不同,婴幼儿的脏腑比较娇嫩,还没有发育完善。

宝宝的心神特别容易被惊扰,容易受到惊吓。

巨大的响声,

嘈杂的环境,

忽明忽暗的灯光,

陌生的人和玩偶,

……

都有可能会惊扰到宝宝。

宝宝受到惊吓，心神不安，会有什么表现？

当宝宝受惊以后，常常会有这些表现。

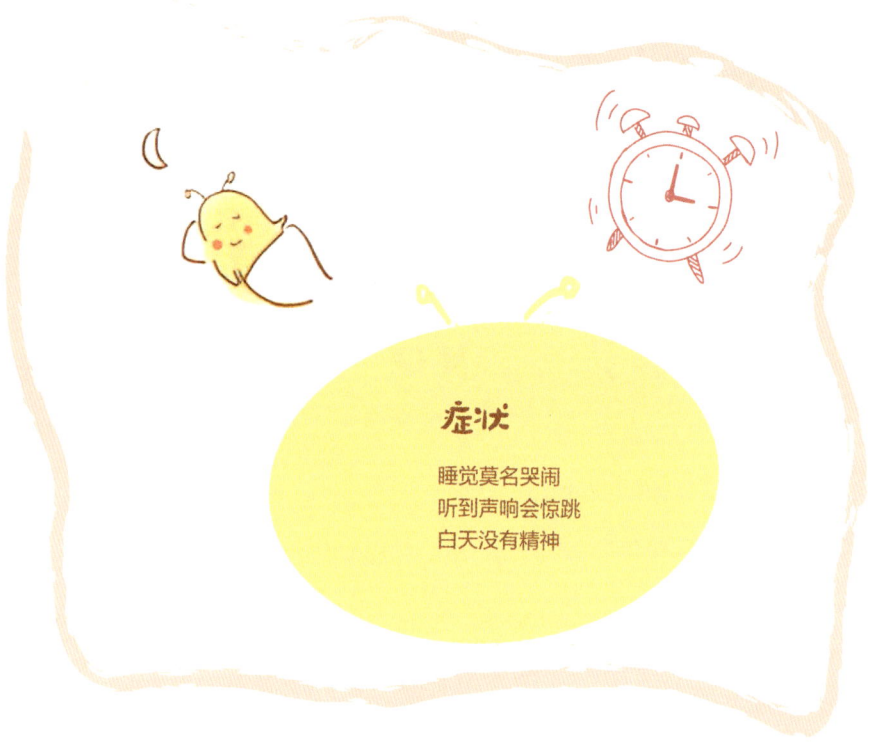

症状

睡觉莫名哭闹
听到声响会惊跳
白天没有精神

家长怎么做？

①**找找诱因：** 回想一下宝宝最近发生的事情，接触到的人

比如宝宝看到一个大玩偶就会哭，拿走就不哭了，那她很可能害怕这个东西，让宝宝远离这些东西。

②**小儿推拿：** 镇静安神，安抚心神

推荐两个小儿推拿的穴位操作，你可以给宝宝一天做两次，效果较好。

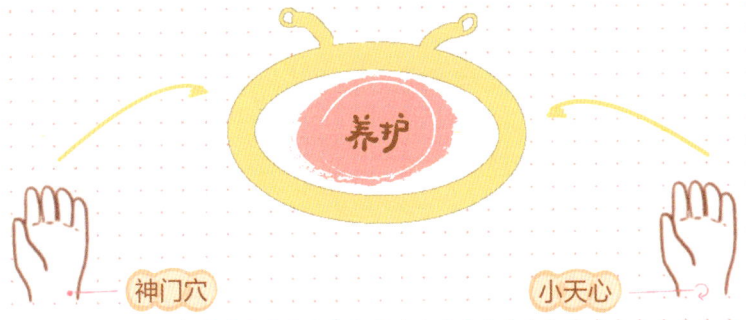

定　位：腕横纹的尺侧端
手　法：按揉
操作数：100～300次
功　效：养心安神

定　位：掌根大小鱼际交接处凹陷中
手　法：按揉
操作数：100～300次
功　效：清心火、镇静

宝宝受到惊吓时你可以怎么帮助宝宝呢？
还有哪些好方法帮助缓解宝宝的情绪呢？

欢迎加入宝妈育儿群分享你的经验哦！

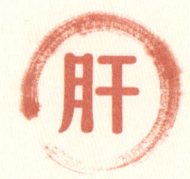

眼屎多、爱发火,那是有肝火

中医认为:肝主疏泄,喜条达,怒伤肝

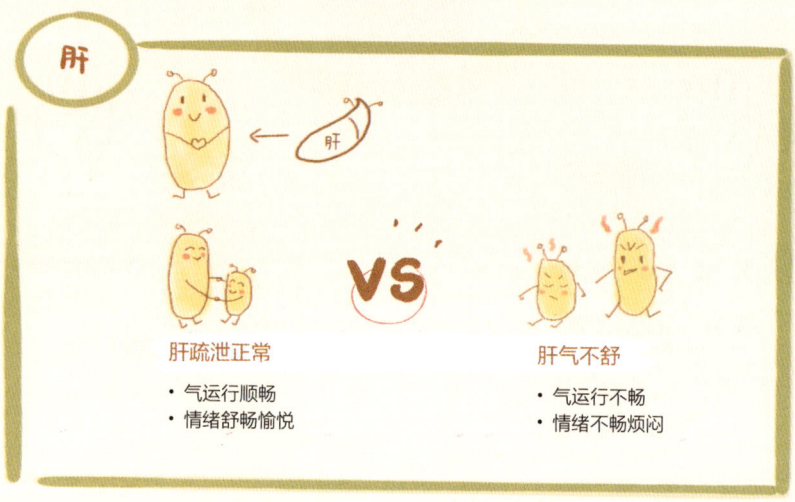

肝气郁结会引起一系列问题

乱发脾气,无故哭闹
眼睛红,眼屎多
食欲不好,没胃口
坐不住,注意力不集中

孩子情绪和行为的异常往往跟身体的脏腑失调关系密切。

作为家长,如果想当然地认为"他就是故意的""不听话",那孩子着实有点儿冤。因为,多数时候孩子是控制不了自己的。

家长怎么做?

> 中医认为"肝喜条达",让孩子的气通顺,就不郁结了。大人千万别跟着孩子一起发脾气,你火我更火,硬碰硬,两败俱伤。

小儿推拿: 疏肝理气,清肝泻火

帮助宝宝疏肝理气,清肝泻火,一起来做"消气操"。

推荐常做:擦胁肋和清肝经。

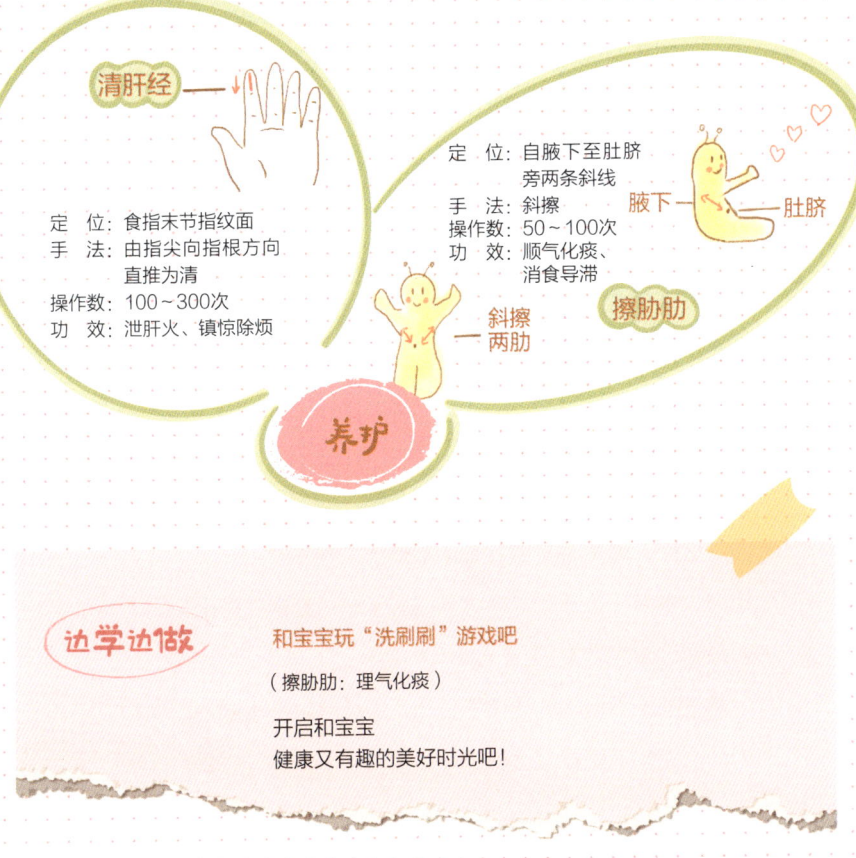

清肝经
- 定　位:食指末节指纹面
- 手　法:由指尖向指根方向直推为清
- 操作数:100～300次
- 功　效:泄肝火、镇惊除烦

擦胁肋
- 定　位:自腋下至肚脐旁两条斜线
- 手　法:斜擦
- 操作数:50～100次
- 功　效:顺气化痰、消食导滞

斜擦两胁

养护

边学边做　和宝宝玩"洗刷刷"游戏吧

(擦胁肋:理气化痰)

开启和宝宝
健康又有趣的美好时光吧!

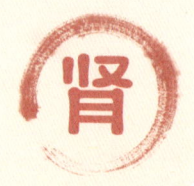

补肾壮骨，让宝宝长高个

中医认为：肾主骨、生髓

骨骼的生长发育依赖于"肾"，想要长得高、长得壮，肾气要足。

髓是由肾精化生而来，肾中精气一部分来自父母的遗传，另一部分就来源于后天脾胃吸收。

小儿"肾常不足"

不是说小儿天生就肾虚，而是婴幼儿在生长发育阶段，脏腑都没有发育完全，功能还不完善，就会表现出肾气不足。

你会发现宝宝很小的时候不能自己控制大小便，有的孩子到了七八岁还会尿床，这就是肾气还不足的表现。

宝宝长得矮、长得慢怎么办？

长得高不高，跟肾和脾有直接的关系。

既然这样，那是不是就要赶紧给孩子大补呢？

羊肉、牛肉、鱼虾蟹、棒骨汤、肘子……赶紧安排上！

如果你这么想就错了。

大量进补，不但不能让孩子长个，还会养出个小胖子。

为什么呢？不给补怎么长？

要补，但是要正确、合理地补。

不是说吃进嘴里的，都能转化成营养。自古以来，中国人有句老话"若要小儿安，三分饥和寒。"

为什么不让孩子吃那么饱，吃那么多？就是因为孩子的脾胃没那么强壮，经不起各种"造"，需要慢慢"养"。

要不要吃点补肾的药助孩子长个呢？

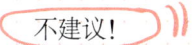不建议！

尤其是各种保健品或是偏方，吃不对，容易引起"早熟"，甚至让骨骺提前闭合，影响终身高。

家长怎么做？

首先要学会计算孩子的生长速度

生长速度=身高增长量÷时间差×12

对于学龄前的儿童，生长速度如果小于5厘米/年，才属于生长缓慢。

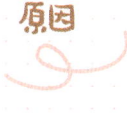

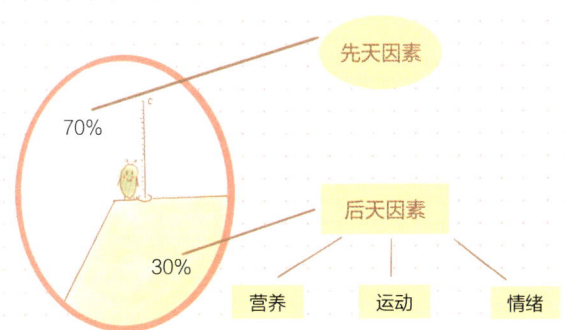

例：一个4岁宝宝3月1日的身高为90厘米，6月1日的身高为91.5厘米。
宝宝的生长速度为（91.5-90）厘米÷3个月×12个月=6厘米。

小儿推拿： 补肾壮骨，助长个

推荐补肾壮骨，助孩子生长发育的穴位操作。

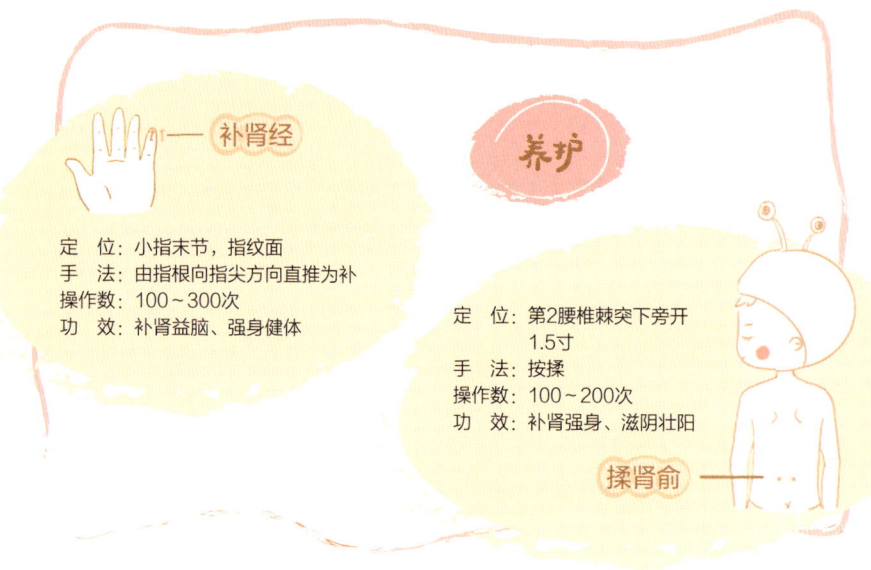

补肾经
- 定　位：小指末节，指纹面
- 手　法：由指根向指尖方向直推为补
- 操作数：100～300次
- 功　效：补肾益脑、强身健体

养护

揉肾俞
- 定　位：第2腰椎棘突下旁开1.5寸
- 手　法：按揉
- 操作数：100～200次
- 功　效：补肾强身、滋阴壮阳

想让孩子长得高、长得壮、身体棒，身体的健康很重要，心理上的安全感也不能忽视。

一个很安全的家庭结构、良好的家庭环境，能让孩子心情舒畅不压抑，没有恐惧感。

恐惧感是影响儿童身高不达标的头号杀手。

对孩子而言，父母的爱如阳光雨露，内心的安全感如肥沃的土壤。

爱的满足促进安全感的建立，这个美好的、宽松自由的环境将让孩子毫无压力、自由地成长。

边学边问

你认为什么样的运动更有利于宝宝长个?

A 弹跳类的运动：跳绳、跳高、跑步等
B 伸展类运动：体操、仰卧起坐、单杠
C 全身性运动：篮球、羽毛球、排球等
D 全面运动：多种运动穿插进行

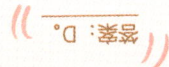

答案：D。

逐次给宝宝选择一个可以长期坚持的、有兴趣的运动习惯，不要经常变换一项运动项目，因为每个有关节、每个肌肉反应到大脑都要有一段时间的，长一段时间后，身体逐步适应，宠着有兴趣的、多样性运动穿插进行来锻炼！你知道了吗?

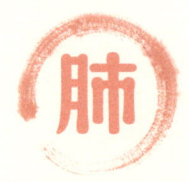

感冒咳嗽，分清类型再吃药

中医认为：肺主气，司呼吸

肺连着气道咽喉，主管着呼吸，但凡跟呼吸有关的问题（比如鼻塞、憋气、咳嗽、喘息等），首先就要想到肺。

问一个问题：孩子感冒咳嗽，一定是肺热吗？

有的家长一看到孩子感冒咳嗽，各种清热止咳化痰的药就用上了，结果孩子越咳越厉害。

有的家长只要孩子咳嗽就给煮川贝雪梨，还在纳闷，怎么喝了不管用呢？

因为，<mark>不是所有咳嗽都是肺热引起的！</mark>

大量清热的药物不仅不能使孩子的咳嗽好转，还会使得病程延长，损伤孩子的脾阳，损伤正气。

感冒咳嗽要分清类型再治疗

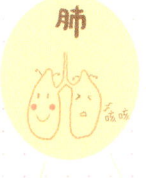
肺

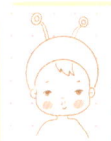
受凉
- 清水鼻涕
- 咳出的痰白色而清稀
- 舌苔白

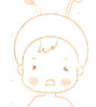
燥邪
- 干咳少痰
- 半夜咳嗽多
- 嗓子干、鼻子干

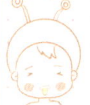
肺热

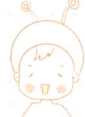
积食

原因

- 黄浓鼻涕
- 嗓子红肿
- 咳嗽伴黄绿色痰
- 舌苔黄
- 口渴

- 咳嗽并且口气重
- 大便又黑又臭
- 食欲不好
- 舌苔厚

要先找到咳嗽背后的原因,不要只盯着咳嗽本身,盲目止咳是不行的,痰排不出来后患无穷。

家长怎么做?

饮食清淡好消化,少吃药还好得快

太清淡会不会营养不足?

宜

✓ 饮食清淡

✓ 好消化
大鱼大肉不易消化
脾胃负担大容易出现积食
积食生热加重咳嗽症状

忌

油腻 ✗
甜食 ✗
油脂多和高糖的食物热量高,伤脾胃易生痰

生冷 ✗

寒凉 ✗
太寒凉的食物伤脾胃,不利于疾病康复
寒凉容易生寒湿,刺激反复咳嗽

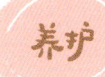
养护

其实，在孩子生病期间，饮食好消化一些，是在给脾胃减轻负担，这样身体才能集中力量对抗疾病，并不会造成营养不良。

等孩子病愈之后，饮食就可以慢慢恢复正常，完全不需要担心。

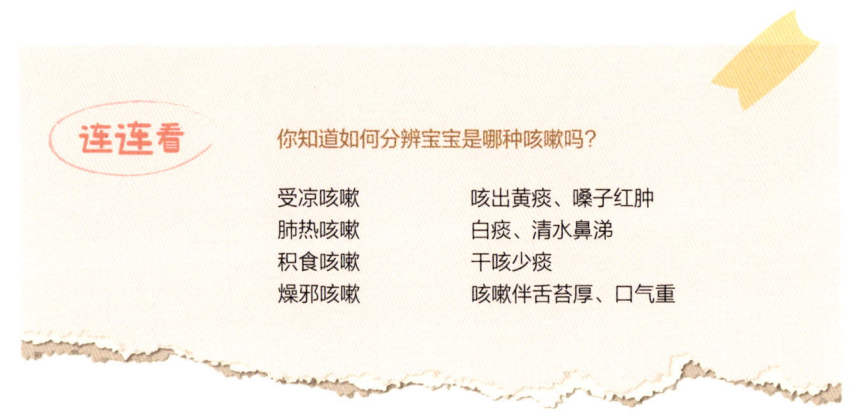

连连看 你知道如何分辨宝宝是哪种咳嗽吗？

受凉咳嗽	咳出黄痰、嗓子红肿
肺热咳嗽	白痰、清水鼻涕
积食咳嗽	干咳少痰
燥邪咳嗽	咳嗽伴舌苔厚、口气重

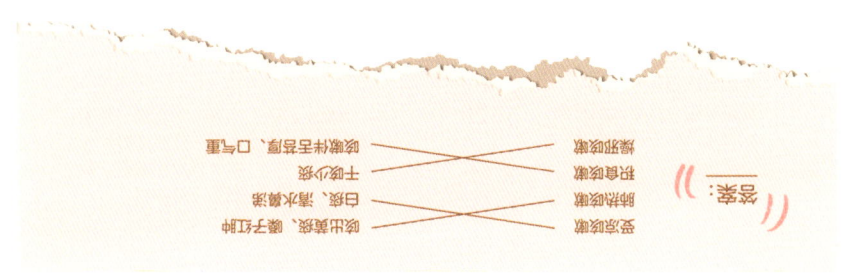

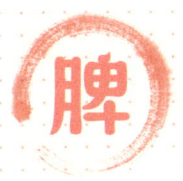

厌食偏瘦不长肉，补脾是关键

中医认为：脾为后天之本，气血生化之源

宝宝出生之后，离开了母体，就要靠吃进去的食物来提供营养了。那食物如何转化成身体能利用的营养物质呢？这就需要脾强大的运化能力。

脾就像一个食物加工厂，将原材料加工之后，有用的营养物质留下来，转运到身体需要的地方，比如五脏六腑、肌肉四肢、大脑骨骼等。没用的剩余垃圾，通过大小便、出汗等方式转运出去。

一旦脾的功能出现了问题，就会引起连锁反应。身体各个地方开始缺乏营养，体内堆积的垃圾也运不出去，痰湿、积滞开始产生。

宝宝的"脾"好不好呢？先做个测试吧

表现	有√ 无×
面色黄，没光泽	
容易累，不爱动	
不爱吃，饭量小	
吃得多，不长肉	
大便不规律，便秘或腹泻	
容易反复生病	
过敏体质	

表现符合三个以上，宝宝很可能有脾虚的问题哦！

家长怎么做？

健脾开胃，食疗+推拿

第一步要健脾，让宝宝吃进去的食物动起来，转化成营养物质被身体吸收。

第二步要开胃，帮宝宝打开食欲，主动吃饭。

① **健脾开胃食疗方：** 山药茯苓山楂粥

怀山药10克（中药饮片）、茯苓10克、焦山楂20克，加水300毫升，大火煮开，转小火煮20分钟，去渣取汁。加入粳米50克，熬煮成粥。

山药健脾益气，茯苓健脾祛湿，山楂消食化滞。

这三种药食同源的食材对于改善宝宝脾胃虚弱，食欲不振很有帮助。

有的宝宝觉得这个味道不太好，可以根据宝宝的口味加入宝宝喜欢的，比如可以放点红糖，或者加点蔬菜末都可以。

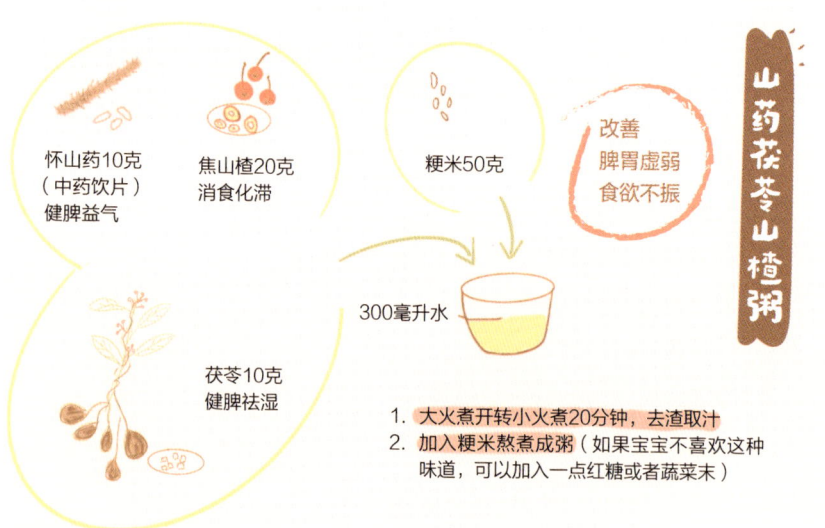

②小儿推拿：健脾和胃，开胃消食

小儿推拿对改善宝宝脾胃功能非常有帮助，我经常给自己的两个宝宝补脾经、揉板门，这两个操作简单易学，大家可以用起来。

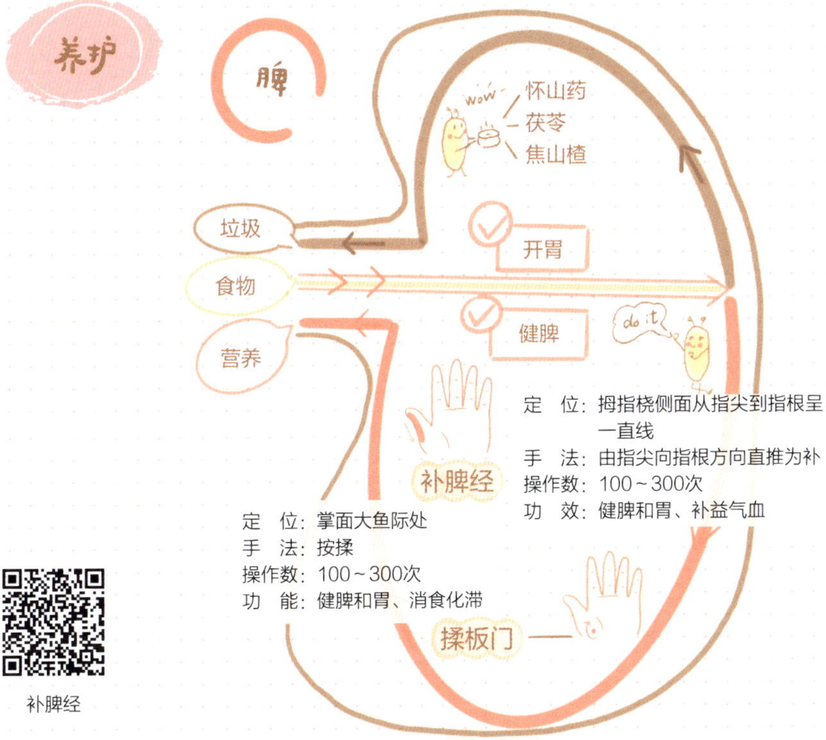
养护
脾
wow
怀山药
茯苓
焦山楂
垃圾
食物
营养
开胃
健脾
do it
定　位：拇指桡侧面从指尖到指根呈一直线
手　法：由指尖向指根方向直推为补
操作数：100~300次
功　效：健脾和胃、补益气血
补脾经
定　位：掌面大鱼际处
手　法：按揉
操作数：100~300次
功　能：健脾和胃、消食化滞
揉板门

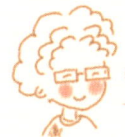

补脾经

中医妈妈有话说

种一棵树最好是十年前，其次就是现在，育儿也一样，养护孩子脾胃最好从现在开始。

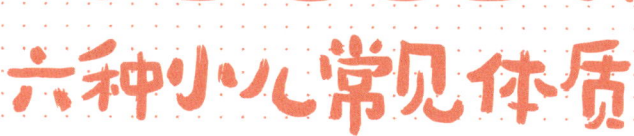

六种小儿常见体质

宝宝最常见的六种体质类型是什么?

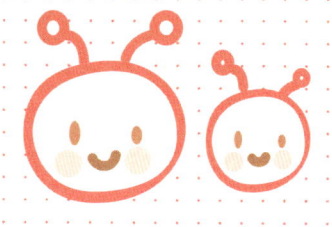

我家的老大和老二相差两岁多,不同的星座,性格差异很大,不仅如此,连体质也有很大不同。

成人一般有九种不同的体质,小儿没有那么复杂。

最常见的大致有平和体质、脾气不足型、脾虚湿困型、肺脾气虚型、脾肾亏虚型、阴虚内热型6种。

不同体质的宝宝,日常吃喝拉撒睡的表现有很大区别。

不仅如此,当感受同一种病邪的时候,由于体质的不同,表现出的症状也不同。

相应的,我们养育时需要注意的地方也会有区别。所以,养育宝宝就要像养花一样,了解花的习性,才能把花养好。

宝宝的体质是由出生时母体带来的先天因素和出生后的后天因素共同来决定的。

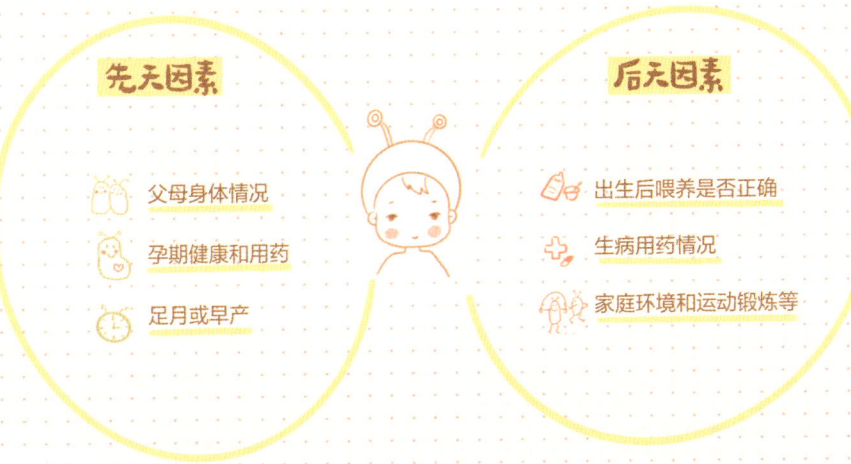

我给大家列举了6种宝宝最常见的体质类型,但是由于先天和后天的影响,宝宝的体质是很多样的。

这6种体质类型不一定能完全涵盖所有宝宝的特点,而且一个宝宝也可能同时兼具两种体质类型的特点。

如何判断宝宝的体质呢?做一个体质迷宫的小游戏来判断一下吧!

如何使用

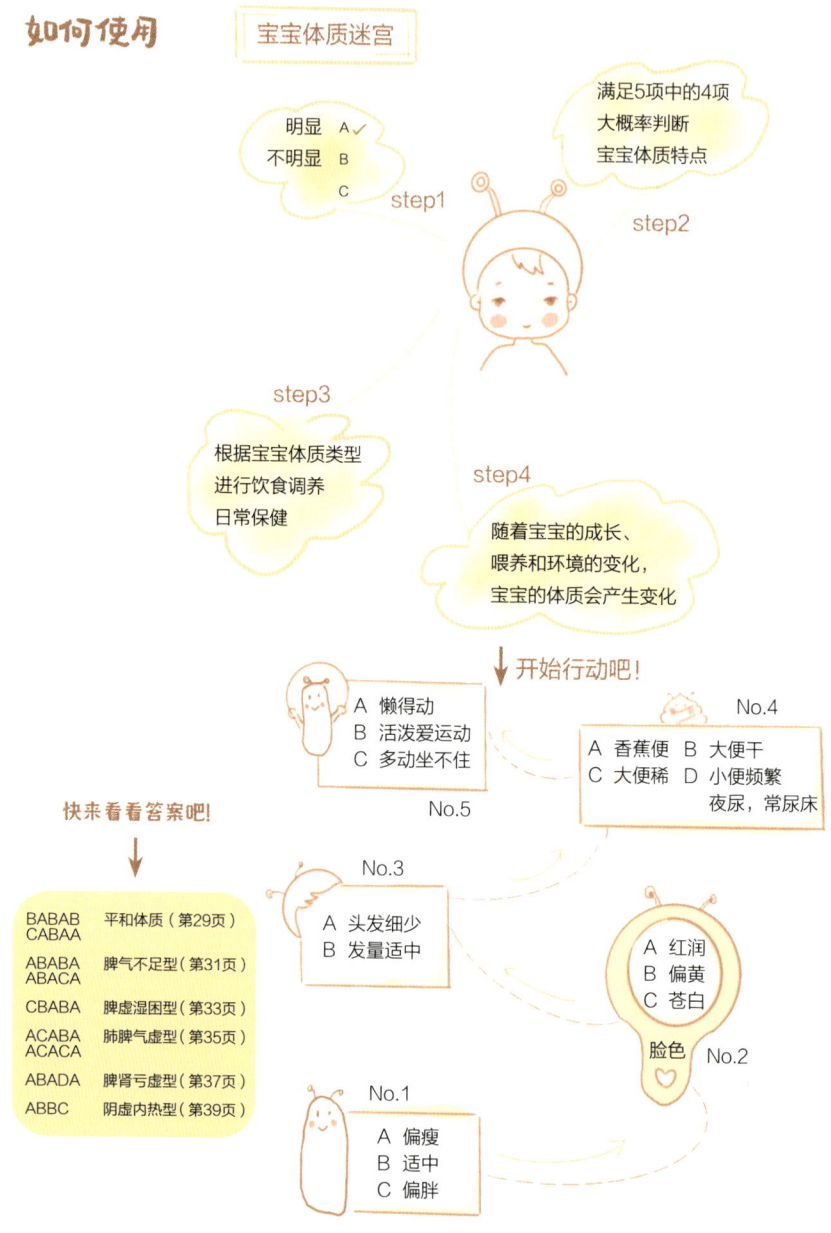

平和体质

第一种最常见的就是平和体质的宝宝了,其体质特点是:

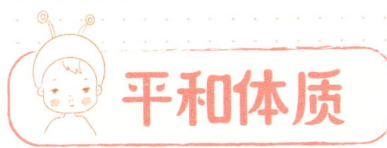

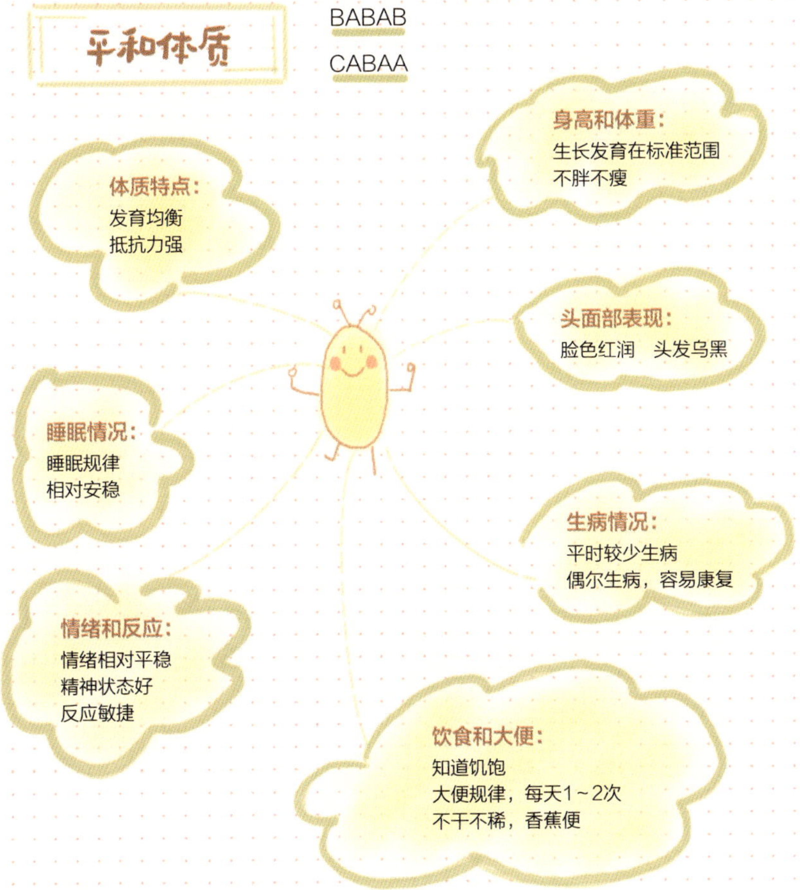

平和体质

BABAB
CABAA

体质特点:
发育均衡
抵抗力强

身高和体重:
生长发育在标准范围
不胖不瘦

头面部表现:
脸色红润 头发乌黑

睡眠情况:
睡眠规律
相对安稳

生病情况:
平时较少生病
偶尔生病,容易康复

情绪和反应:
情绪相对平稳
精神状态好
反应敏捷

饮食和大便:
知道饥饱
大便规律,每天1~2次
不干不稀,香蕉便

了解了平和体质宝宝的特点，有没有一种"别人家孩子"的感慨？

真的有这样的"天使宝宝"吗？真的有！

平和体质的宝宝，一般多是足月出生的宝宝，出生后在日常喂养和养护方面也比较适宜。

并不是平和体质的宝宝就不生病，不同的是，他们康复能力更强，恢复得更快，不容易出现反复。

我想每个妈妈都希望能拥有"平和体质"的宝宝，其实只要我们平时注重宝宝的日常养护，根据宝宝的体质特点进行正确的喂养，患病后做好家庭护理，宝宝的身体慢慢地就会趋向于平和体质。

先天的影响、后天是否正确喂养，以及宝宝生病后的护理是否得当等因素，都会对宝宝的体质产生影响，所以就会出现平和体质之外的不同体质的宝宝，这些宝宝又有哪些特点呢？

脾气不足型

第二种常见的体质是脾气不足型，其体质特点是：

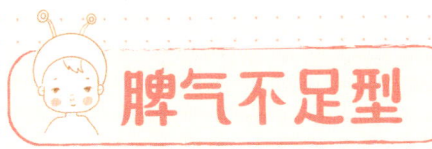

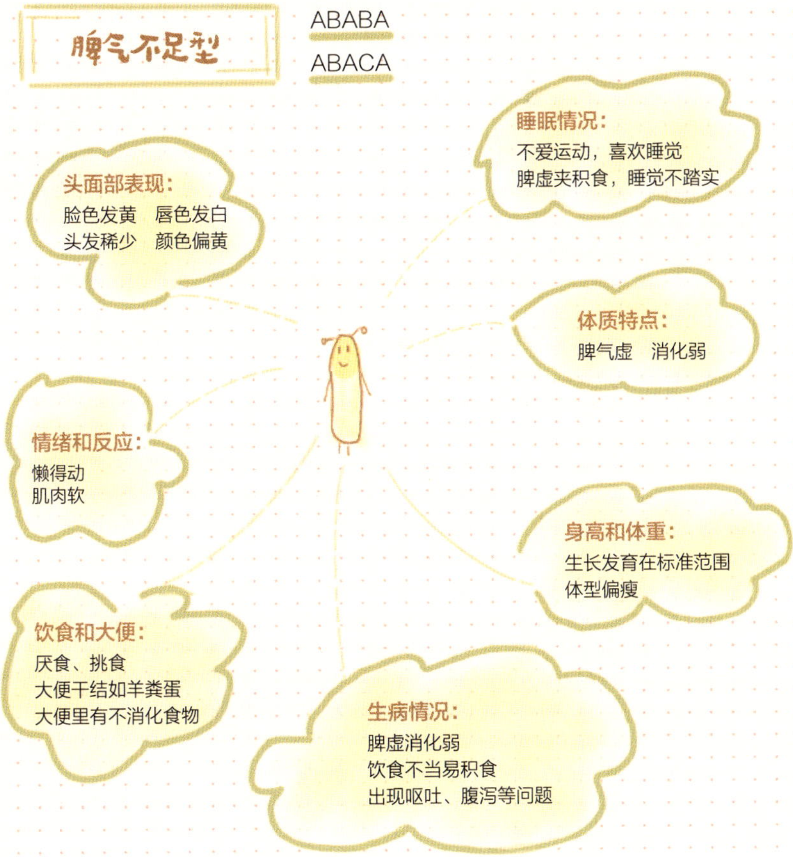

脾气不足型
ABABA
ABACA
睡眠情况：
不爱运动，喜欢睡觉
脾虚夹积食，睡觉不踏实
头面部表现：
脸色发黄　唇色发白
头发稀少　颜色偏黄
体质特点：
脾气虚　消化弱
情绪和反应：
懒得动
肌肉软
身高和体重：
生长发育在标准范围
体型偏瘦
饮食和大便：
厌食、挑食
大便干结如羊粪蛋
大便里有不消化食物
生病情况：
脾虚消化弱
饮食不当易积食
出现呕吐、腹泻等问题

为什么宝宝的脾胃功能弱呢？

中医讲小儿“脾常不足”，由于宝宝的生长发育迅速，脏腑发育还不完善，脾胃相对就比较弱。

所以日常的喂养需要特别注意，一定要正确喂养，推荐使用"反馈式喂养"的方法。否则很容易加重宝宝脾胃的负担，损伤脾胃，形成脾虚的体质。

"反馈式喂养"是指根据宝宝目前的发育状态，消化能力来制定和调整宝宝的日常饮食。如何判断宝宝的消化能力呢？我们往往通过观察宝宝的食欲、食量、大便、睡眠、舌象等情况来倒推目前的喂养是否适合宝宝的消化能力。想要了解更多正确喂食的方法，可以参考第3篇工具篇中的"如何使用《宝宝喂养反馈日记》"。建议家长养成给宝宝记录喂养日记的好习惯。工具篇中还有《宝宝喂养反馈日记》空白表可以使用。

"脾气不足型"体质的宝宝平时应该注意这几点：

捏脊

 脾气不足型

生病遵医嘱用药，不过度用药，特别是寒凉药性的药物和抗生素类药物

 ！

正确喂养
建议"反馈式喂养"（第205页）

帮助宝宝增加运动
四肢的活动有助于改善脾胃消化能力

脾气虚的宝宝做小儿推拿调理

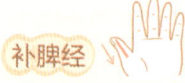 补脾经

定　位：拇指桡侧面从指尖到指根呈一直线
手　法：由指尖向指根方向直推为补
操作数：100~300次
功　效：健脾和胃、补益气血

定　位：颈部大椎至尾骨端呈一直线
手　法：拇指、食指、中指三指捏起，做擦皮法、卷皮法、三捏一提法
操作数：5~10次
功　效：调和气血、改善脏腑功能

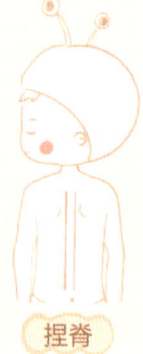
捏脊

脾虚湿困型

第三种常见的体质是脾虚湿困型，其体质特点是：

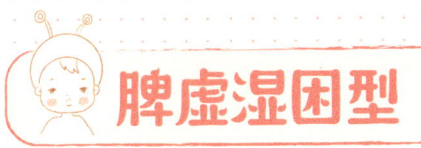

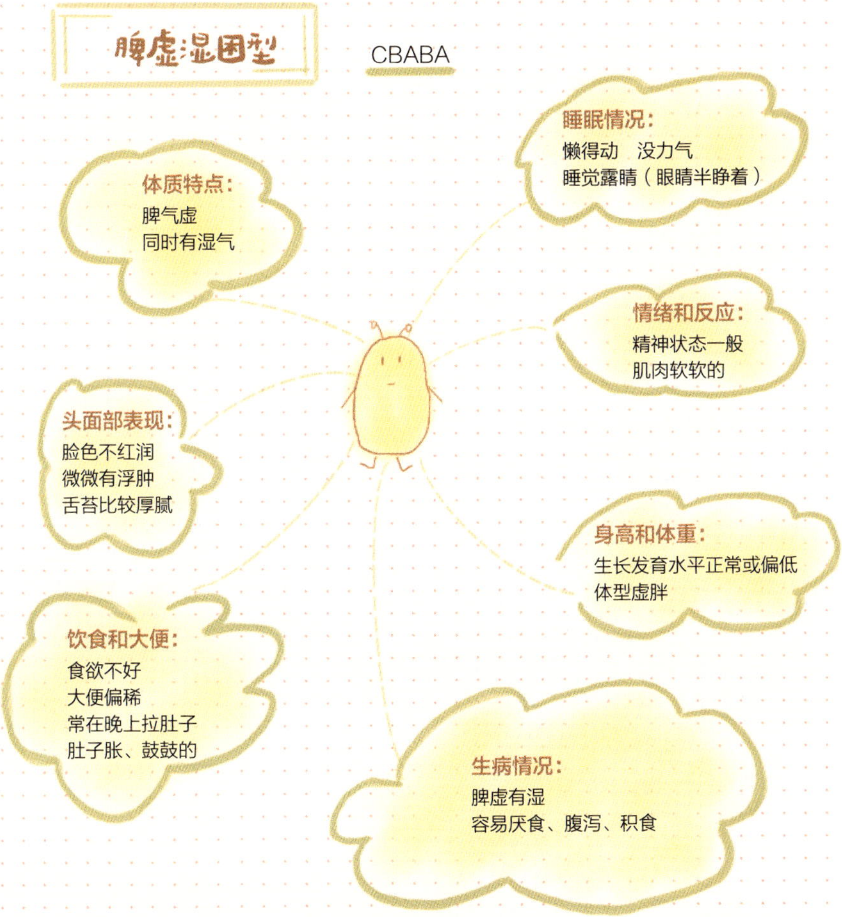

脾虚湿困型
CBABA
体质特点：
脾气虚
同时有湿气
睡眠情况：
懒得动　没力气
睡觉露睛（眼睛半睁着）
情绪和反应：
精神状态一般
肌肉软软的
头面部表现：
脸色不红润
微微有浮肿
舌苔比较厚腻
身高和体重：
生长发育水平正常或偏低
体型虚胖
饮食和大便：
食欲不好
大便偏稀
常在晚上拉肚子
肚子胀、鼓鼓的
生病情况：
脾虚有湿
容易厌食、腹泻、积食

这类宝宝，脾虚和湿气同时存在，相互影响。

脾气虚的宝宝脾胃的运化（把食物进一步加工处理）能力弱，消化能力下降的同时，水湿的代谢也变差，往往容易导致湿气重。

"脾"喜燥恶湿，湿气最容易困住脾，脾被困住了，就更没有食欲，运化更慢了。

"脾虚湿困型"体质的宝宝平时应该注意这几点：

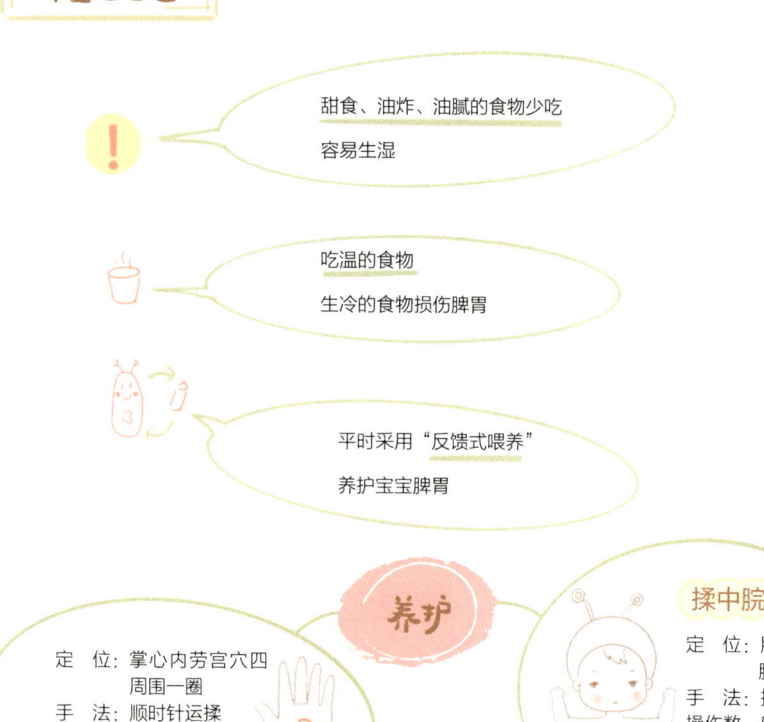

脾虚湿困型

! 甜食、油炸、油腻的食物少吃
容易生湿

吃温的食物
生冷的食物损伤脾胃

平时采用"反馈式喂养"
养护宝宝脾胃

养护

顺运内八卦
定　位：掌心内劳宫穴四周围一圈
手　法：顺时针运揉
操作数：100~300次
功　效：化痰理气

揉中脘穴
定　位：肚脐上4寸，腹中线上
手　法：按揉
操作数：50~100次
功　效：健脾和胃

中脘穴

肺脾气虚型

第四种常见的体质是肺脾气虚型，其体质特点是：

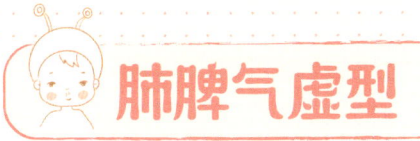

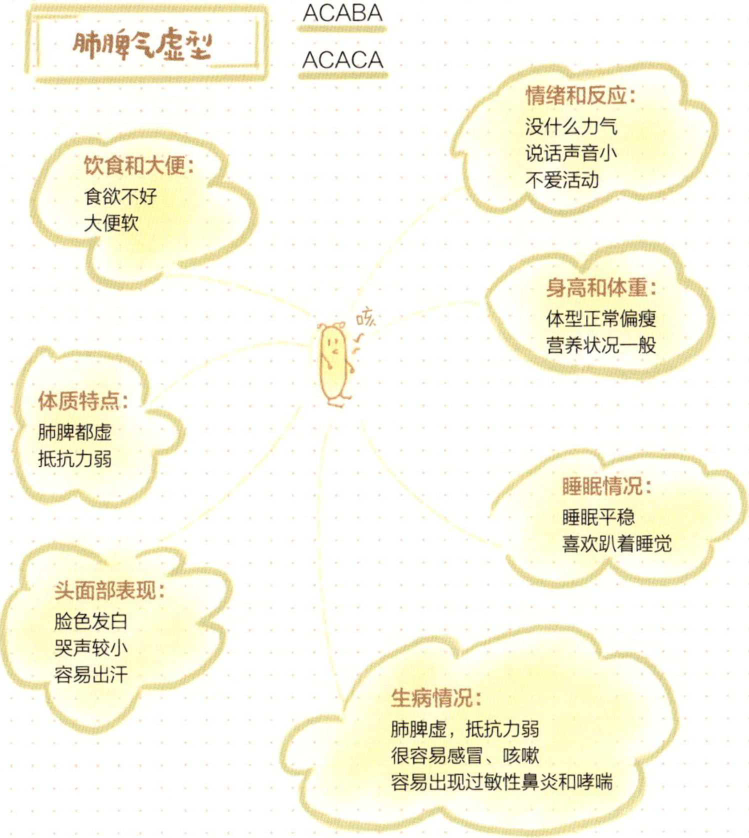

情绪和反应：
没什么力气
说话声音小
不爱活动

饮食和大便：
食欲不好
大便软

身高和体重：
体型正常偏瘦
营养状况一般

体质特点：
肺脾都虚
抵抗力弱

睡眠情况：
睡眠平稳
喜欢趴着睡觉

头面部表现：
脸色发白
哭声较小
容易出汗

生病情况：
肺脾虚，抵抗力弱
很容易感冒、咳嗽
容易出现过敏性鼻炎和哮喘

"脾为肺之母",脾气虚和肺气虚常常同时出现。

脾为后天之本,吃进去的食物要依靠脾的运化才能转化成营养物质,而肺的功能依赖于脾给它提供气血。

所以脾气虚的宝宝容易出现肺气虚。肺气虚就容易出现感冒、咳嗽、过敏等问题。

对于肺脾气虚的宝宝,需要<u>补脾又补肺</u>。

"肺脾气虚型"体质的宝宝平时应该注意这几点:

肺脾气虚型

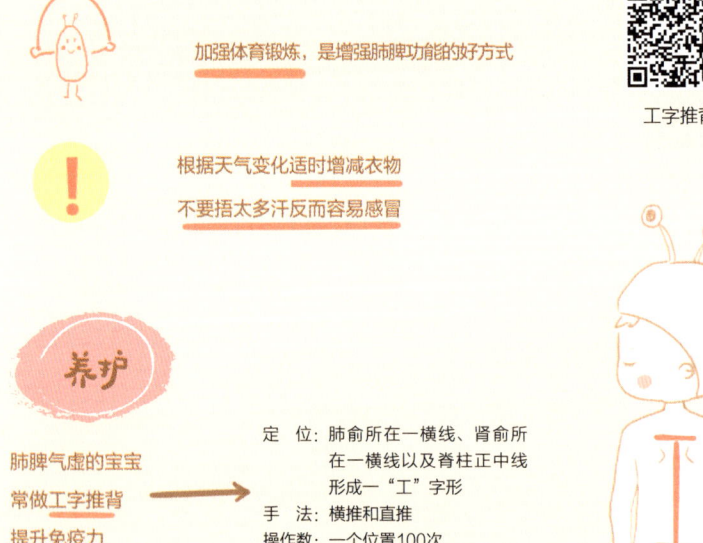

加强体育锻炼,是增强肺脾功能的好方式

根据天气变化适时增减衣物
不要捂太多汗反而容易感冒

工字推背

养护

肺脾气虚的宝宝
常做工字推背
提升免疫力

定　位:肺俞所在一横线、肾俞所在一横线以及脊柱正中线形成一"工"字形
手　法:横推和直推
操作数:一个位置100次
功　效:振奋阳气、强身健体

工字推背

脾肾亏虚型

第五种常见的体质是脾肾亏虚型。其体质特点是：

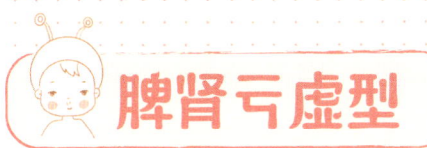

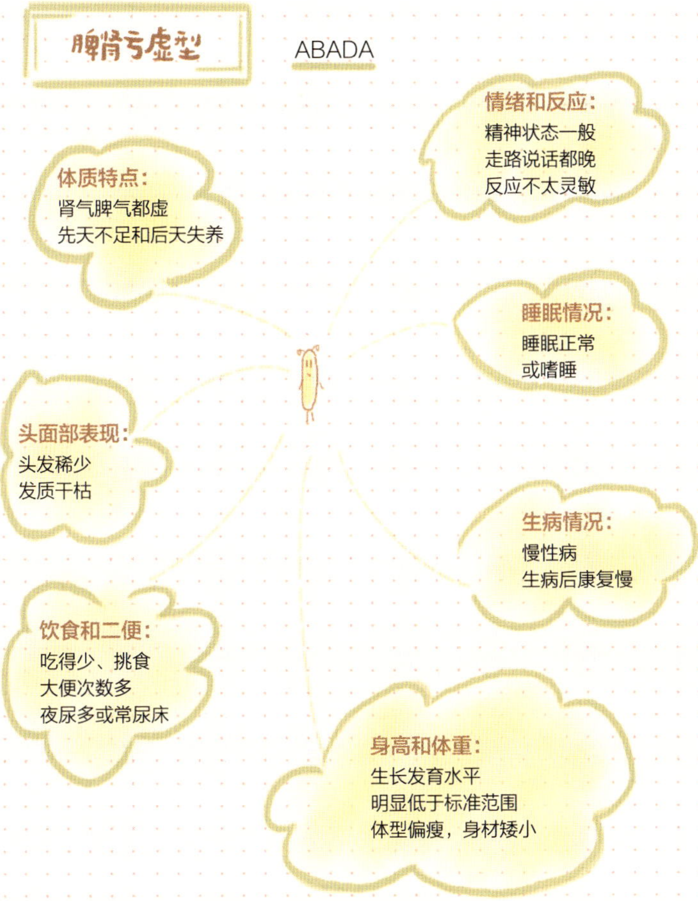

脾肾亏虚型 ABADA

情绪和反应：
精神状态一般
走路说话都晚
反应不太灵敏

体质特点：
肾气脾气都虚
先天不足和后天失养

睡眠情况：
睡眠正常
或嗜睡

头面部表现：
头发稀少
发质干枯

生病情况：
慢性病
生病后康复慢

饮食和二便：
吃得少、挑食
大便次数多
夜尿多或常尿床

身高和体重：
生长发育水平
明显低于标准范围
体型偏瘦，身材矮小

为什么有的宝宝生下来体质就偏弱呢？

现在都讲究"优生优育"，父母亲的遗传对宝宝非常重要。临床发现，脾胃不好的宝宝，父母有一方的脾胃常常也不好。

妈妈在怀孕期间的身体状况也非常重要，为了宝宝的健康，妈妈要特别注意孕期的养护。

"脾肾亏虚型"体质的宝宝平时应该注意这几点：

脾肾亏虚型

养成早起早睡的习惯，不熬夜

不做伤害脾胃的事情

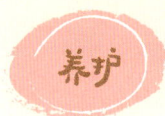
健脾补肾常做小儿推拿

 补肾经
定　位：小指末节，指纹面
手　法：由指根向指尖方向直推为补
操作数：100～300次
功　效：补肾益脑、强身健体

定　位：在背部脊柱旁开0.5寸，第1胸椎至第5腰椎的位置
手　法：食指和中指分别放在脊柱两侧从上向下按揉
操作数：10～20分钟
功　效：调整脏腑功能、调和阴阳

定　位：拇指桡侧面从指尖到指根呈一直线
手　法：由指尖向指根方向直推为补
操作数：100～300次
功　效：健脾和胃、补益气血

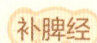 补脾经
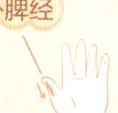

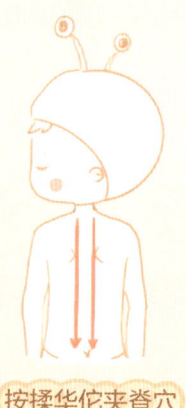
按揉华佗夹脊穴

阴虚内热型

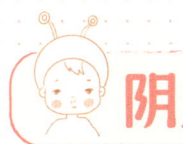

第六种常见的体质是阴虚内热型,其体质特点是:

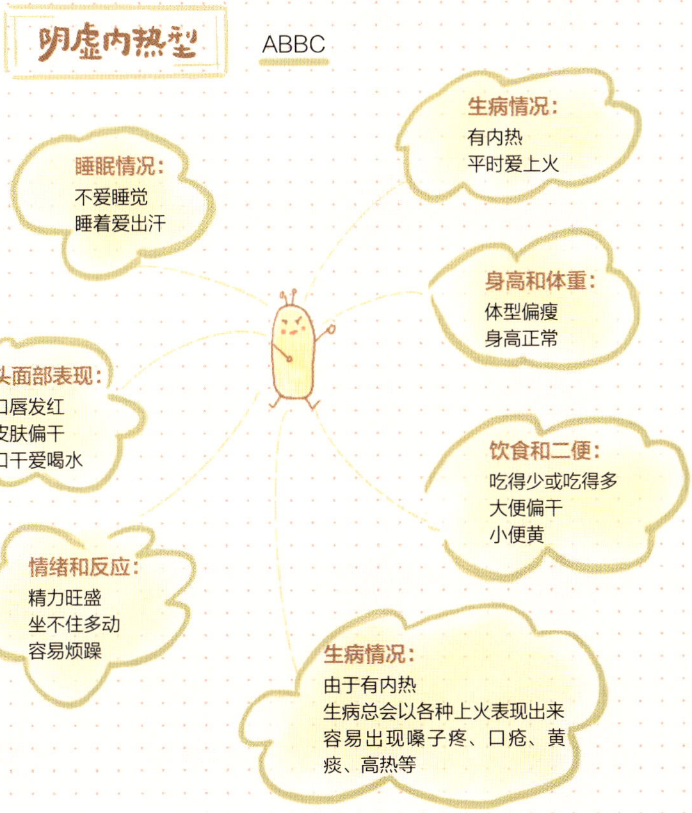

阴虚内热型 ABBC

生病情况:
有内热
平时爱上火

睡眠情况:
不爱睡觉
睡着爱出汗

身高和体重:
体型偏瘦
身高正常

头面部表现:
口唇发红
皮肤偏干
口干爱喝水

饮食和二便:
吃得少或吃得多
大便偏干
小便黄

情绪和反应:
精力旺盛
坐不住多动
容易烦躁

生病情况:
由于有内热
生病总会以各种上火表现出来
容易出现嗓子疼、口疮、黄痰、高热等

阴虚内热型的宝宝，常常有"上火"的表现。

泻火药能总吃吗？当然不能！

清热泻火的药一方面容易损伤脾胃，另一方面泻的过了，还会损伤对身体有益的津液。

所以，不能一看到孩子"上火"，就马上泻火。应该先补津液。

"阴虚内热型"体质的宝宝平时应该注意这几点：

阴虚内热型

养成早睡习惯不熬夜
滋养身体，避免上火的最好方法

饮食控制辛辣、烧烤刺激的食物
少吃膨化食品

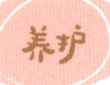
养护

有内热的宝宝常做小儿推拿

揉二马
- 定　位：手背部无名指和小指掌指关节后的凹陷处
- 手　法：按揉
- 操作数：100~300次
- 功　效：补肾滋阴

揉照海
- 定　位：内踝直下的凹陷中
- 手　法：按揉
- 操作数：100~200次
- 功　效：补肾、滋阴助阳

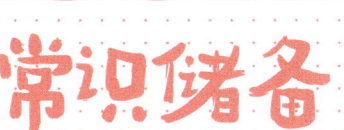

常识储备

这样的宝宝才健康

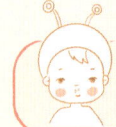

宝宝到底应该怎么吃才对?

说到宝宝应该怎么吃这个话题,一个家里常常会有两派不同的观点。

一个是经验派(奶奶派),一个是学习派(妈妈派)。

最近看了一期明星婆媳相处类的综艺节目,在节目中婆婆和妈妈育儿的观点就有很大的分歧。

婆婆更多地依靠自己的经验:"我就是这么把我儿子养大的,养得多好。"

明星妈妈更倾向于学习型:"书上是这么讲的,专家是这么建议的。"

好像都有道理,到底应该听谁的?

其实,不论是为了宝宝健康,还是为了家庭和睦,只要在几个原则问题上统一意见,细节上不用太较真,这样宝宝才能开开心心地吃,健健康康地长。

※饮食不要过量

以奶为主的宝宝快吃饱的表现:吃到后来有满足感,精神不太集中,吸吮不积极了。

有的时候吃的多点,有的时候少点,这属于正常,不一定要强迫吃完。

以辅食为主的宝宝,吃到后来越来越慢了,就表示快饱了。

这里需要注意两点：

● 宝宝的胃容量大小不同

宝宝的胃容量你知道吗？

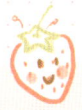

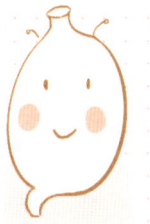

出生时	1个月	1岁	成人
（樱桃大小）	（草莓大小）	（橙子大小）	950毫升
7~13毫升	60~90毫升	90~480毫升	

● 宝宝每顿的食量也不同

正餐的量还取决于零食、水果、奶、水等的摄入量。

※饮食要多样

　　宝宝对营养的需求是多方面的，单一饮食会造成宝宝营养不良。

有的妈妈就会发愁，宝宝总是挑食，只吃喜欢的那两样。

其实，宝宝挑食的原因是多方面的。

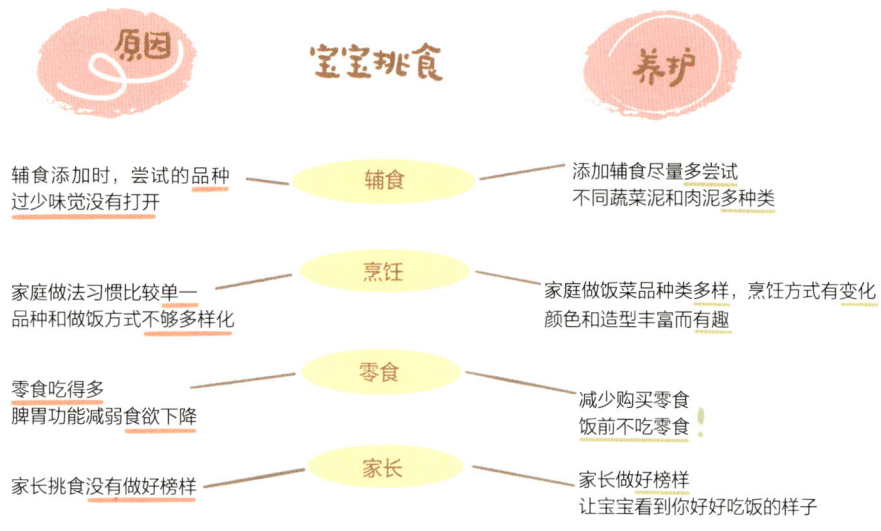

※ 按需喂养

母乳喂养的时候提倡按需喂养。宝宝饿的时候喂奶，不饿就不喂。

但是随着宝宝越来越大，什么时候饿，真饿还是假饿，吃得多了还是不够，其实我们很难准确判断。

那怎么知道需要不需要吃呢？

这个时候就建议家长用"反馈式喂养"的方法来判断。

也就是倒推着来判断之前的喂养是否合适。

比如：

宝宝今天拉的大便干还是稀，有没有不消化的食物？

晚上睡得踏实，还是翻来覆去？

宝宝今天食欲突然不好了？

回想之前一两天宝宝的饮食情况：

是不是肉吃多了，还是吃了哪些不消化的食物？

睡前晚饭有没有吃太多？睡前喝了多少奶？

分析一下原因，然后根据宝宝的这些反应来<mark>调整之后的饮食</mark>。

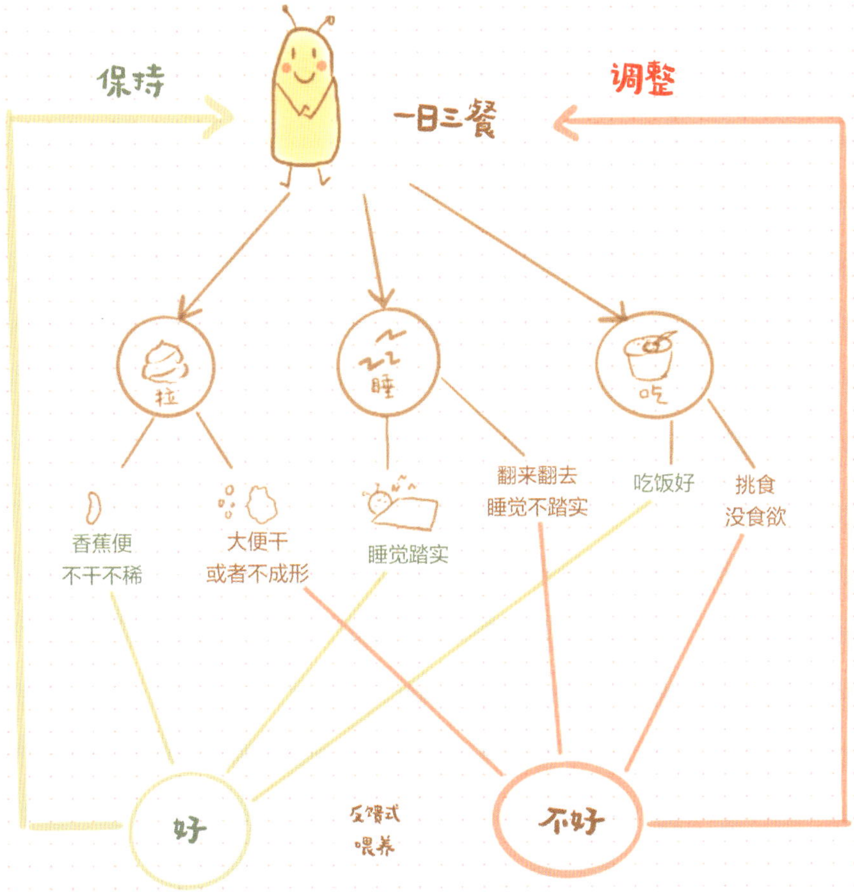

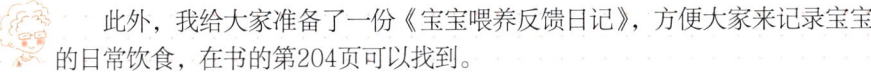

一段时间之后，你就能大致找到宝宝的脾胃规律，按着这个规律来喂养，就不会出大问题了。

此外，我给大家准备了一份《宝宝喂养反馈日记》，方便大家来记录宝宝的日常饮食，在书的第204页可以找到。

宝宝的睡眠

睡眠小贴士

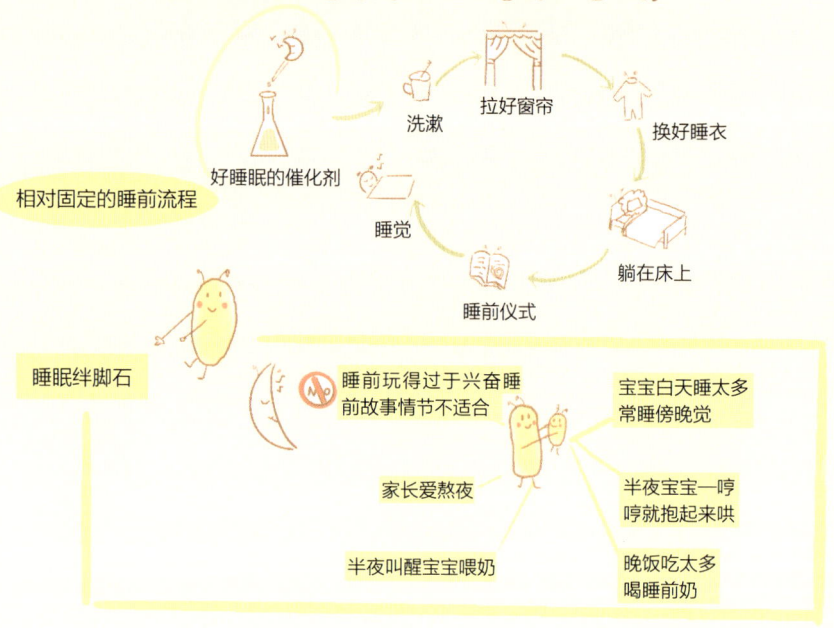

德国儿童心理学家Stephan Valentin博士认为：

睡觉是一种孤独的状态，入睡仪式能帮助宝宝做好和父母分开的准备。

当事情每天都有顺序地，以同一种方式发生的时候，宝宝每天的期待就能得到满足，父母细心的照料也会让宝宝感到舒适，所有的这一切，会让宝宝有安全感。

什么才是好睡眠？

在今日头条的问答板块，每天都会有很多人问关于宝宝睡眠的问题。

"宝宝每天睡多久正常？"
"宝宝几点睡最好？"
"宝宝不睡午觉怎么办？"
"宝宝一晚上翻来覆去怎么办？"
……

我曾经也因为我家老大不睡午觉的事情烦恼过好一段时间，在幼儿园里别的小朋友都睡了，她跟着老师到处溜达。

休息在家的时候，我逼着她跟我一起睡午觉，好不容易睡着了，一醒来都四五点了，结果晚上十一点还不困。

那到底宝宝应该睡多久才好呢？

根据中华人民共和国卫生行业标准WS/T 579—2017《0岁~5岁儿童睡眠卫生指南》（2017年10月12日发布）：

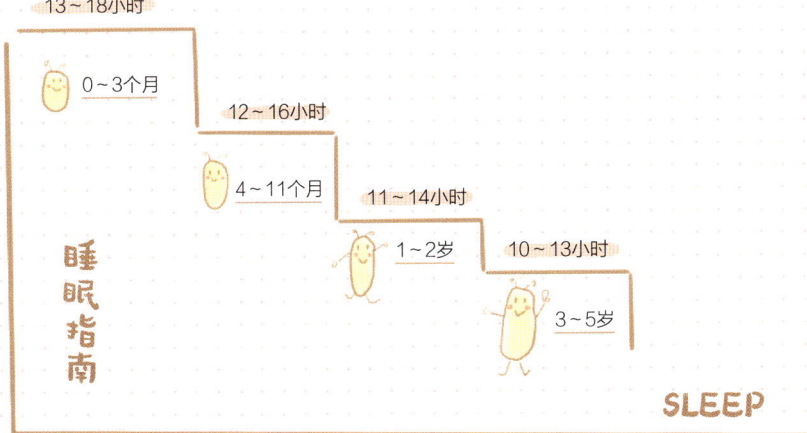

看了这些数据,有的妈妈该焦虑了。

其实,推荐的宝宝睡眠时长只具有参考意义,每个宝宝的睡眠习惯和规律都是有区别的,不能单纯盯着这些数字不放,宝宝的睡眠质量更重要。

什么时候睡对宝宝的生长发育更有益?

宝宝睡得不好,不仅影响身高,还会降低免疫力,同时宝宝也容易出现爱发脾气、烦躁的状况。

优质的睡眠是促进宝宝生长发育的重要因素。下面这几点经验供你参考。

● 早睡很重要

入睡后1小时是生长激素分泌的高峰,晚上10点到凌晨1点,生长激素分泌旺盛。所以对于宝宝来说,9点就要躺床上睡了。

● 午睡不强迫

对于午睡,其实不要强迫孩子。

就像我家老大,午睡睡了,晚上就不睡了,得不偿失。

一般午睡时间也不建议太长,一般控制在1~2小时,尤其不要让宝宝睡傍晚觉,影响晚上的睡眠。

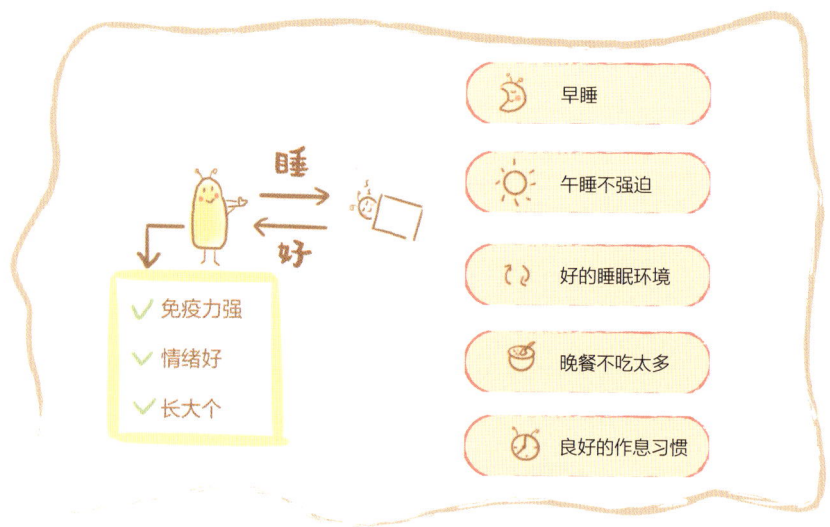

● 营造好的睡眠环境

我家两个宝宝每天的睡眠流程是这样的：

一般八点半左右洗漱—躺床上，关掉卧室灯（没有小夜灯）—听睡前故事（声音比较小，能听清楚就可以）或者聊会儿天—20分钟左右没有睡着，就关掉故事机—睡着。

这样的睡眠流程基本上一年365天每天如此，即使周末休息或者节假日也不会有大的变动，所以孩子们的生物钟相对稳定。

● 晚饭一定不要吃太多

对于晚饭我一直的观点就是不要吃得太多，吃得太杂。

因为之前吃过这样的亏，姐姐有那么一两次，吃过晚饭还要喝酸奶，结果躺下没多久就翻来覆去，最后把晚饭都吐了才踏实睡着。

吃一堑长一智呀！中医讲的"胃不和则卧不安"太有道理了。

● 让孩子养成好习惯，家长做好榜样才行

我有个邻居经常跟我抱怨，她家孩子晚上11点还不睡，愁死人。我就问她："你什么时候睡啊？"她说她12点之后才睡……

我在两个孩子很小的时候每天哄他们睡，都是跟他们一起躺在床上，直到他们都睡着，我才会起来去做别的事情。

后来我不知不觉就跟他们一起睡着了。到现在，我的作息时间也基本是9点多睡觉，5点多起床。

如果你家宝宝很晚都不睡，你不妨试试陪着孩子一起早睡。

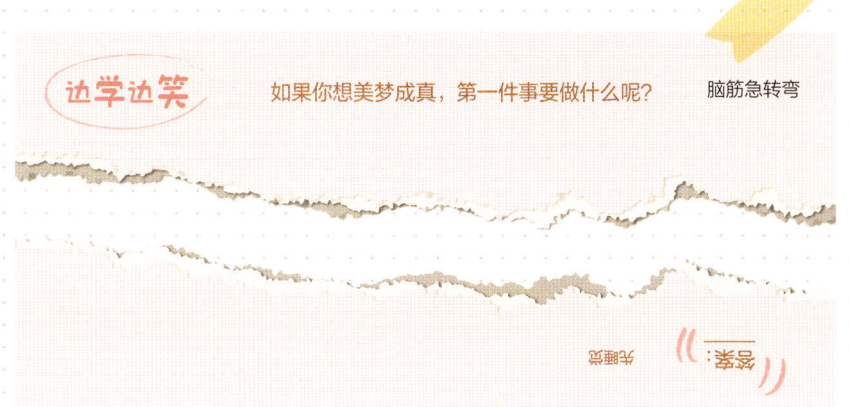

边学边笑　　如果你想美梦成真，第一件事要做什么呢？　　脑筋急转弯

爱运动的宝宝脾胃才能好

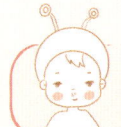

经常有妈妈问我:"孩子总是反复积食,稍微吃的多点就容易不消化,肚子胀。吃点什么药才好?"

其实,孩子脾胃虚弱,消化不好,不一定非要吃药,除了正确喂养之外,<mark>运动就是良药。</mark>

中医认为:脾主四肢肌肉

通过运动四肢,锻炼肌肉,可以帮助脾胃增强消化吸收的能力。

让宝宝多运动,爱上运动其实没有那么难,也不是非要有专门的场地,随时随地都可以动起来。

根据2018年6月9日由北京体育大学、首都儿科研究所与国家体育总局体育科学研究所共同制定的《学龄前儿童(3~6岁)运动指南》推荐:

3~6岁的宝宝全天内各种类型的身体活动时间应累计达到<mark>180分钟以上</mark>。

其中,中等及以上强度的身体活动累计<mark>不少于60分钟</mark>。

这里给大家推荐不同年龄宝宝可以参与的运动,供大家参考。

0~4个月: 被动操,适用于不会翻身的宝宝。父母帮助活动四肢,缓慢伸展上肢、屈伸下肢。

4~10个月: 翻身运动,适用于会翻身的宝宝。翻身动作帮助腰、腿和胳膊相互配合。

9个月~1岁半: 四肢交替前行、俯身爬行,锻炼协调和平衡能力。四肢大肌肉运动,帮助胃肠蠕动。

1~3岁: 过障碍游戏、跳操,用桌椅、靠垫、纸箱当道具,注意安全的同时让宝宝上下穿行攀爬,一边听音乐一边玩。

3~6岁： 日常活动、玩耍、游戏、体育运动，包括自己吃饭、穿衣、做家务，跳房子、放风筝等游戏，游泳、跳绳、球类等运动。

6~9岁： 跳绳、攀爬、跑跳、踢毽子、捉迷藏等。游戏和运动可以交替进行。

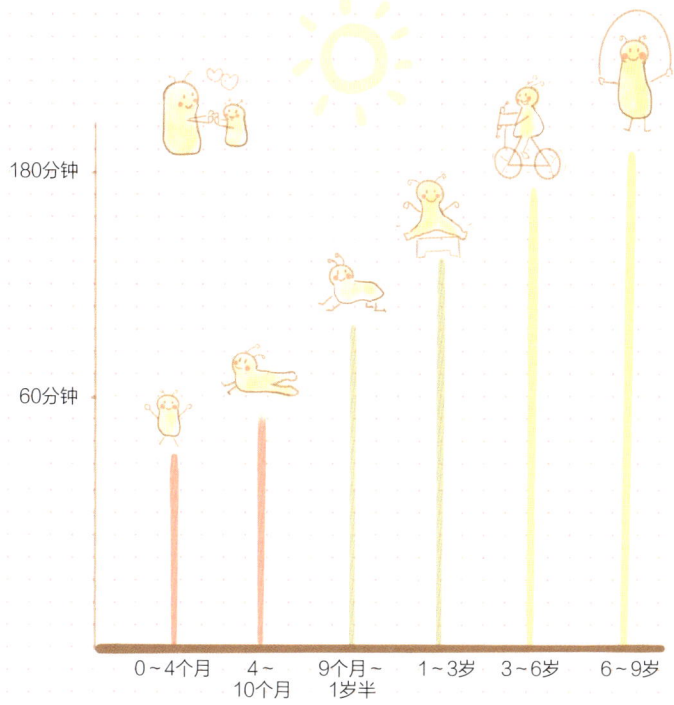

关于宝宝运动这件事情，有几点想跟大家分享：

1. 天气好的时候，一定要去多去户外

经常接受大自然的阳光和空气，能让宝宝逐渐适应不同的气候变化，身体适应能力更强。

2. 孩子不爱动，家长要自我反省

反省一下自己是不是也是能躺着不坐着，能坐着不站着。

让孩子爱上运动最好的方法就是家长的陪伴，跟孩子一起动起来吧！

3. 安全第一

宝宝运动的时候一定要注意量力而行，安全永远是第一位的。

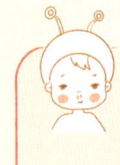

身体好不好，家庭环境很重要

心理学专家李玫瑾教授说过：孩子早年的成长环境、家庭教育决定其一生的幸福。

家庭环境不仅会影响一个人的性格、看待世界和对待他人的态度，同时还会影响一个孩子的身心健康。

这里说的家庭环境与富裕还是贫困没什么太大关系。主要指的是宝宝生活的环境是不是温馨、家人关系是不是和睦、最亲近的人情绪是不是稳定，是积极向上的，还是悲观愤怒的。

宝宝的健康为什么跟这些因素有关呢？

给大家举个例子就能理解了。

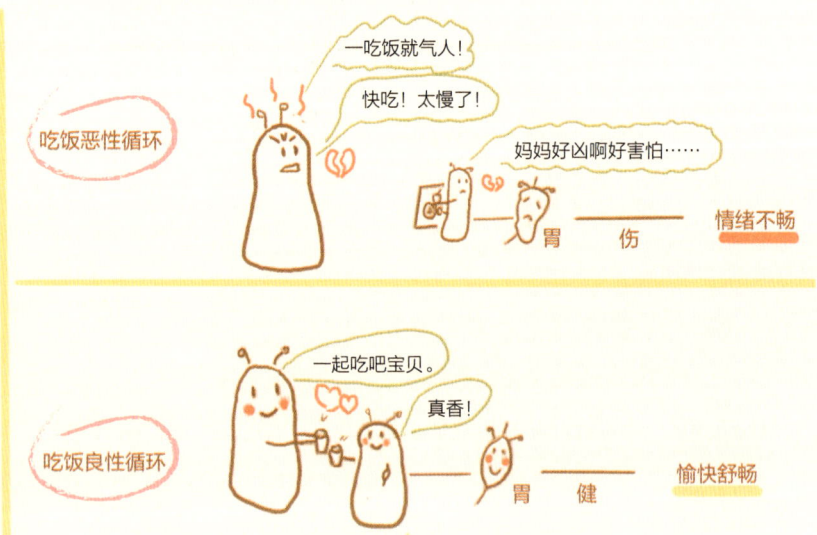

有个5岁的孩子特别挑食,吃饭很磨叽,一顿饭一个小时都吃不完。

仔细了解之后发现,只要开始吃饭,妈妈就会不停地指责、催促。

原本吃饭应该是开心的事,可对于这个孩子来说,吃饭是特别烦的一件事。

如此恶性循环,孩子就有点慢性营养不良了。

中医认为:七情致病

喜、怒、忧、思、悲、恐、惊,这七种情绪,任何一种情绪过于强烈了,都会影响脏腑功能的正常发挥。

比如妈妈的愤怒会引起孩子的忧虑和恐惧,哪还会有食欲?情绪的不愉快,自然也会影响脾胃的消化吸收。

一个==放松、愉快、温馨的家庭环境==,对孩子的成长至关重要。

在一个家庭里面,对孩子影响最大的人往往是跟孩子最亲近的人。多数情况下,妈妈会排在首位。

我在门诊会经常跟妈妈们说:"要想孩子好,首先我们要变得好起来。"我也时刻提醒自己这一点。

情绪会传染,笑容也会传染

在教育心理学中有一个词叫作"镜像神经元",它是20世纪末由意大利帕尔马大学首先发现的,又被称为"大脑魔镜"。

人类可以通过镜像神经元来理解和体验别人的某种情绪。

这就可以解释,为什么当我们看到别人微笑的时候,也会不自觉地嘴角上扬。

同样,当对方悲伤、哭泣的时候,我们也会产生相似的感觉。

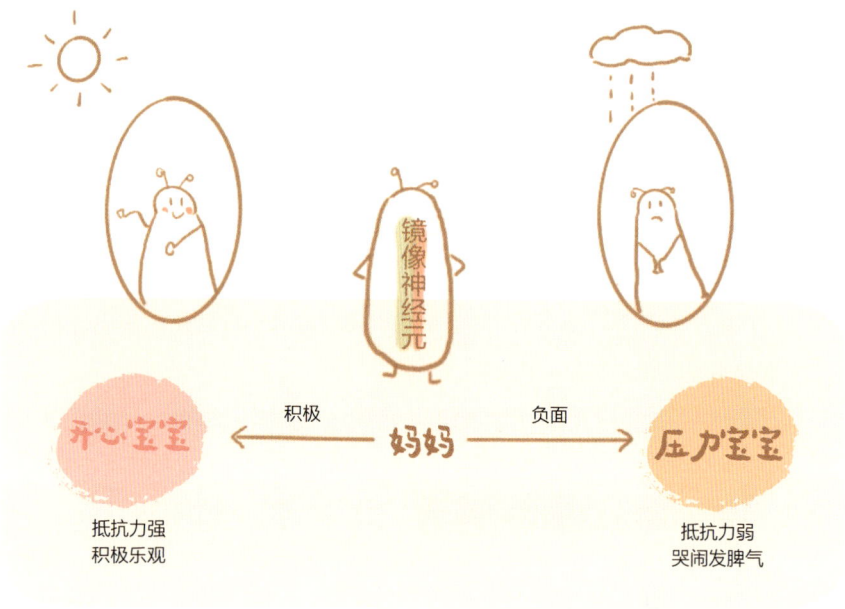

所以，面对焦虑、悲观、愤怒、不耐烦的妈妈，宝宝是可以感受到这些负面情绪的，同时也会在潜移默化中受到影响。

最直接的表现就是，宝宝会食欲下降、反复感冒发烧、情绪多变爱哭闹。

即使生活不容易，作为妈妈的我们也要微笑面对。

你会发现，当你做出改变的时候，宝宝也会随之改变。

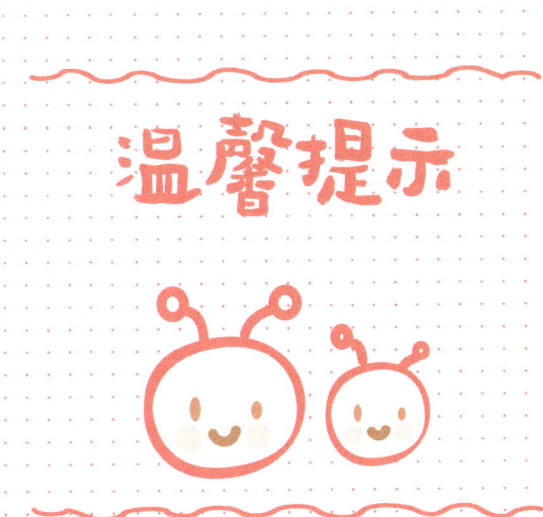

损伤脾胃的那些"坑"

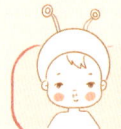

宝宝的脾胃喜温恶寒

在中国,老一辈的人总会说:"别喝凉水,别着凉了,别吃凉的"。

即使是在大夏天也不例外。很多年轻人不理解这是为什么?其实,这是祖辈传下来的养生之道。

很多年轻人不以为意,夏天就是要冷饮、冰淇淋、冰镇西瓜,这样才爽,所以连带着宝宝们也跟着大人一起吃。

我自己养了孩子之后也深有体会,有一次7岁的姐姐嘴馋,晚上吃了一个甜筒冰淇淋,又在外面玩了好一会儿,结果晚上开始肚子不舒服,刚躺下准备睡觉,就开始呕吐,把晚饭全吐了,之后两天脾胃都不太舒服。

在老一辈人的经验里蕴藏了很多大道至简的养生道理。

五脏六腑有各自的个性和喜好。其中脾胃就喜欢温暖,害怕寒凉。

脾就好像是个"食物加工厂",把对人体有用的营养分解出来,然后输送到身体需要的地方。同时把产生的垃圾,比如湿气,再转运出去,排出体外。

能让"脾"发挥这个强大功能的是谁呢?

是"脾的阳气"。脾阳是能量,是动力。

试想一下,冷饮、冰淇淋吃进去,脾阳就会被"冻住",好冷啊,动不了了。

脾阳受到损伤,长时间没有温暖起来,脾的功能就会出现问题。

食物的消化吸收能力下降,产生的垃圾也运不出去,体内就会产生"湿"。这就是中医讲的"脾胃虚寒"。

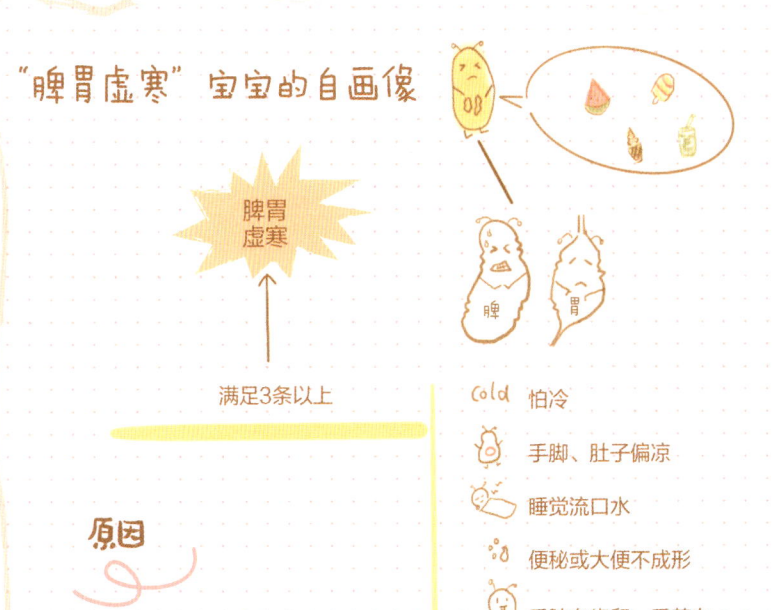

满足3条以上，宝宝很可能属于"脾胃虚寒"。

脾胃虚寒的宝宝，平时一定要注意这几点：

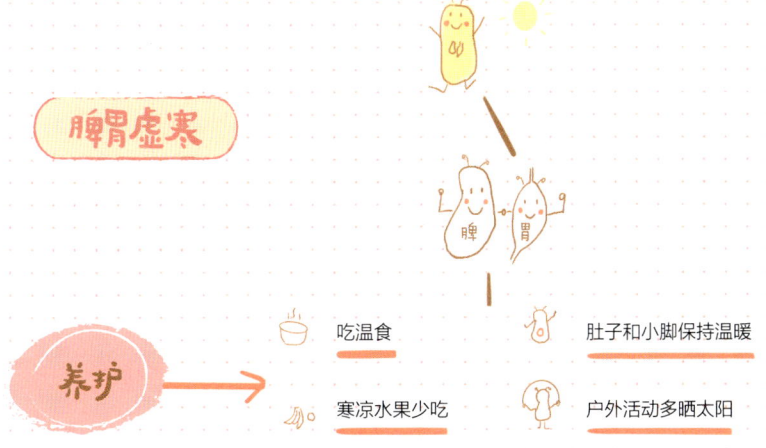

这些药物过度使用最伤脾胃

在育儿群里经常有妈妈@我:

"申医生,宝宝又咳嗽了,吃了好几天小儿清热止咳口服液,昨天又给他吃了一次阿奇霉素,一点没好转,要不要去医院?"

每到这个时候,我就忍不住想连发几问:

咳嗽是肺热吗就给吃清肺热的药?

有炎症吗就乱吃消炎药?

咳嗽是不是积食引起的,有没有辨别一下?

孩子一生病,就赶紧吃药,吃两天没效果又换另一种,要不就是好几种药一起吃。

孩子一发烧就问医生能不能输液,觉得输液好得快。

其实,这些做法对孩子来说不一定是在治病,很可能是过度治疗。这样的治疗只会让孩子每生一次病,身体就更差一些。

很多药物的过度使用都会损伤孩子的脾胃。

脾胃差了,身体能好吗?

过度使用会损伤脾胃的药物

药物	原因	建议
清热的中成药	多数都是寒凉的,损伤人体的阳气,让脾胃受损	分清楚寒热再用
抗生素		不要擅自使用,听医生的
退烧药		严格按照说明书上的间隔时间和用量来使用
激素类药		能不用就不用,多征求医生的意见

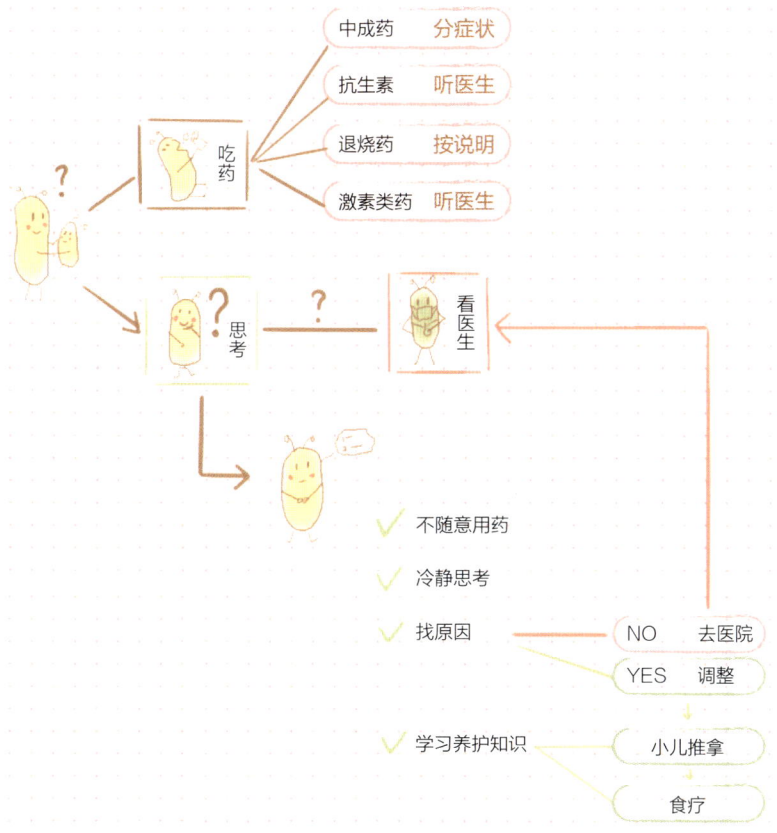

推荐一个我经常给宝宝做的养护脾胃的食疗——米油。

怎么熬米油呢?

可以用小米、大米,或是两者混合来熬粥,熬煮浓稠之后,浮在最上面的一层浓稠的液体就是米油。

中医认为,米油是种子的精华,滋补力量很强,赛人参,可以健脾补肾。

《本草纲目拾遗》中记载:"黑瘦者食之,百日即肥白"。意思是说黑瘦黑瘦的人吃了米油,百日之后就能又白又胖。

所以脾胃不好的宝宝,可以每天喝一小碗米油来滋养脾胃。

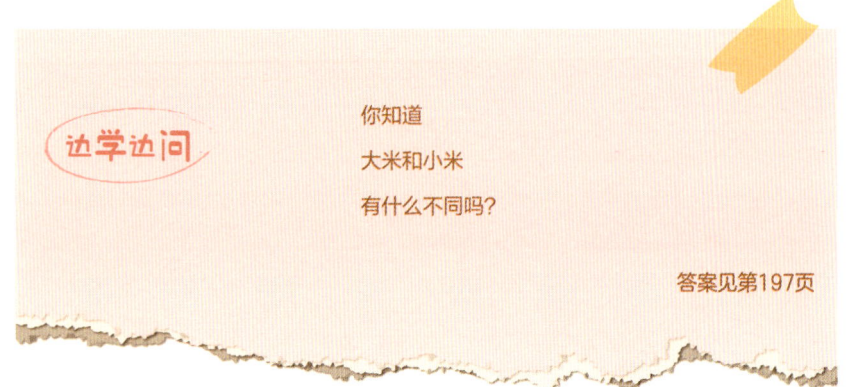

边学边问

你知道
大米和小米
有什么不同吗?

答案见第197页

有的零食对宝宝的脾胃百害而无一利

之前在人民网看到一则新闻：孩子常喊屁股疼，大便还有血，经医生诊断为脱肛。原来是因为孩子平时吃零食太多了，长期便秘引起了脱肛。

没有节制地吃零食，不仅容易便秘，还会损伤脾胃。

零食为什么会损伤宝宝脾胃呢？

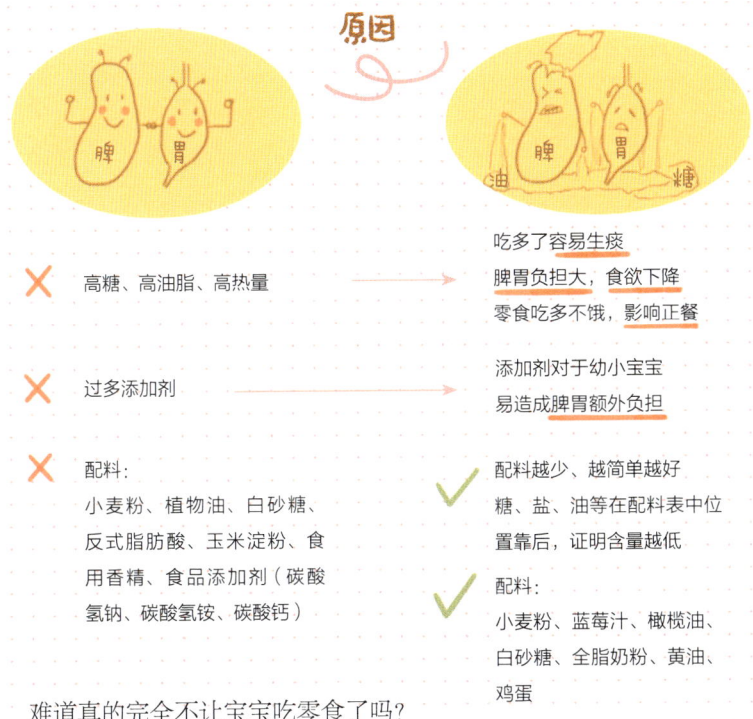

✗ 高糖、高油脂、高热量 → 吃多了容易生痰
脾胃负担大，食欲下降
零食吃多不饿，影响正餐

✗ 过多添加剂 → 添加剂对于幼小宝宝
易造成脾胃额外负担

✗ 配料：
小麦粉、植物油、白砂糖、反式脂肪酸、玉米淀粉、食用香精、食品添加剂（碳酸氢钠、碳酸氢铵、碳酸钙）

✓ 配料越少、越简单越好
糖、盐、油等在配料表中位置靠后，证明含量越低

✓ 配料：
小麦粉、蓝莓汁、橄榄油、白砂糖、全脂奶粉、黄油、鸡蛋

难道真的完全不让宝宝吃零食了吗？

当然不是，我们要做的就是学会理智选择。

为了保障儿童的健康，2020年5月15日由中国副食流通协会发布的《儿童零食通用要求》中就明确规定了：

儿童零食中使用的油脂不应含有反式脂肪酸。要少油、少盐、少糖，添加剂的种类和使用量要严格按照规定，并要求不得超过限值。

给宝宝的零食要精挑细选：

● 配料表中成分种类越少、越简单的越好
● 配料表先看添加剂和防腐剂，后面一大串看不懂的成分越少越好
● 各种糖、盐和油，位置越靠后越好。因为越是排在前面的，含量越高

自制零食更放心。

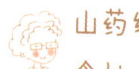
山药红枣小薄饼

食材：山药200克，红枣5粒，鸡蛋1个，面粉适量，黑芝麻少量。

做法：

①把山药去皮切成小块蒸熟，红枣洗净去核、切碎。一起放入榨汁机里榨汁。

②山药红枣汁里打入1个鸡蛋，打散后，缓慢加入面粉，一边搅拌一边加，直到面糊黏稠，筷子挑起来时缓慢流下去就可以了。

③在面糊中撒入少量黑芝麻。

④电饼铛预热，不用放油，用小勺把面糊摊在电饼铛上，一勺一个小圆饼，盖好盖子。当小圆饼翘起来了就熟了。

⑤凉凉之后就可以当零食吃了。

山药可以健脾益肺，红枣益气养血，这款小零食不需要额外放糖，红枣的甜味刚刚好。

对于脾虚胃口不好的宝宝可以经常吃。

提醒一下，如果宝宝便秘的话，不要多吃哦！

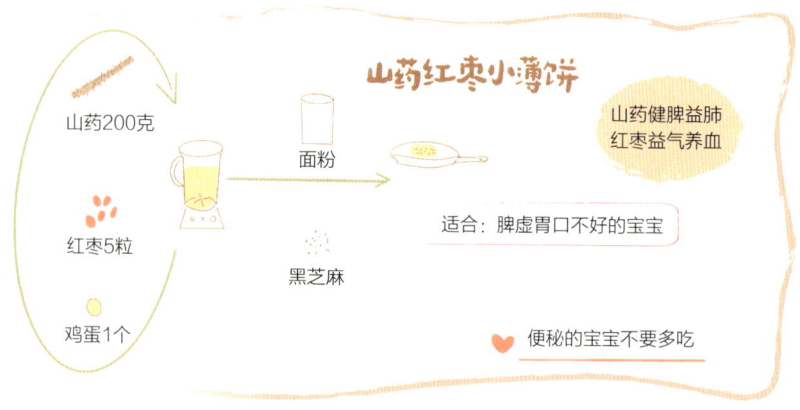

追着喂、哄着喂，反伤脾胃

最近国内亲子类的综艺节目越来越多，在某知名亲子节目中，一位明星爸爸在餐桌上喂宝宝吃饭，3岁多的女儿摇头晃脑，就不好好吃饭，爸爸的勺子一到她嘴边，头就扭到另一边。一脸的拒绝，一口饭始终喂不进去。

看得我那个着急啊，弹幕里都是"家有同款宝宝""我家也这样"……

看来明星们也跟普通人一样，有很多育儿的烦恼。

宝宝自己不好好吃饭，家长总是哄着喂、追着喂。

这么做其实不是在帮助宝宝，反而容易损伤宝宝的脾胃，形成恶性循环。

1. 哄着喂、追着喂，宝宝往往吃多了

这里的"多"有两个含义。

一个就是真的吃多了，肚子鼓鼓的，超过了宝宝本身的饭量。

另一个就是相对"多"了，宝宝不想吃了，硬被喂进去的食物超过了宝宝脾胃消化的能力，即使家长觉得"吃得不多啊"。

无论是哪种情况，对脾胃来说都是负担，长期超负荷工作，脾胃就会受损，功能越来越差。

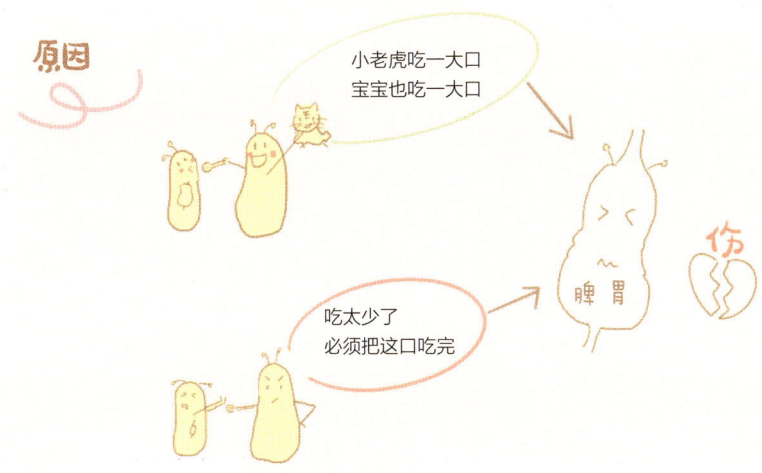

2. 哄着喂，追着喂，容易忽视宝宝脾胃的真正问题

宝宝不好好吃饭，可能的原因有很多。

比如饮食习惯不好、积食、心情不好、今天饭不合胃口等。

不管三七二十一，通通喂进去，容易加重宝宝脾胃的问题。

所以，要想办法改掉喂饭的习惯，让宝宝养成自主吃饭的好习惯。

但是说起来容易，真正做起来，是一个系统工程，可以先从制定一份"家庭饭规"开始。

我家的用餐"饭规"分享给大家，可以参考一下。

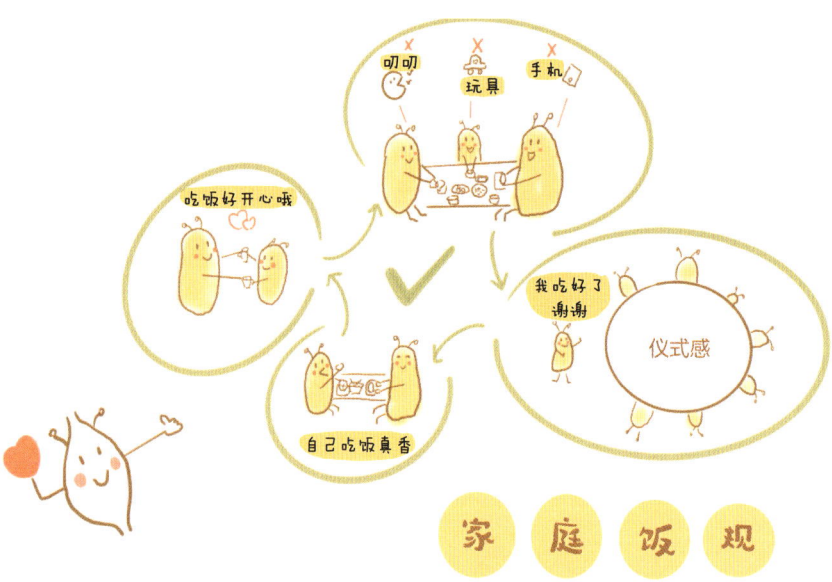

各家有各家的具体情况，大家可以参考来制定出更符合自己家庭情况的饭规。

总结一下就是，在吃饭这件事情上：

● 不过度关注

几双眼睛盯着孩子，孩子压力太大，吃不好饭的。

● 不过度辅助

宝宝想要自己主动吃饭，就放手让他做。错过了自主吃饭的敏感期，后悔也来不及哦！

● 偶尔饿一顿没什么大不了

只有感受过饥饿，才能体会饭菜的香。

● 家长要做表率

唠唠叨叨，不如给孩子做个好榜样。

● 最后一点就是坚持，你会发现改变原来并不难

让宝宝好好吃饭，先从养成好的吃饭习惯开始吧！

边学边问

你家有没有饭规？

如果没有马上去制定一份适合自己家的饭规吧！

水果要锦上添花才好

水果在宝宝饮食中应该扮演什么角色

都说水果有营养,要多吃。可是孩子的胃就那么大,水果吃太多,正餐就吃不下了。

每天到底吃多少水果才好?

在宝宝的饮食结构中应该扮演什么样的角色呢?

在中国营养学会发布的《中国居民膳食指南(2022版)》中推荐:

- 坚持谷物为主的平衡膳食模式
- 每天的膳食应包括谷薯类、蔬菜水果、畜禽鱼蛋和豆类食物
- 蔬菜水果、全谷物和奶制品是平衡膳食的重要组成部分

对于儿童的饮食结构可以参考中国儿童平衡膳食算盘(2022)给出的比例:

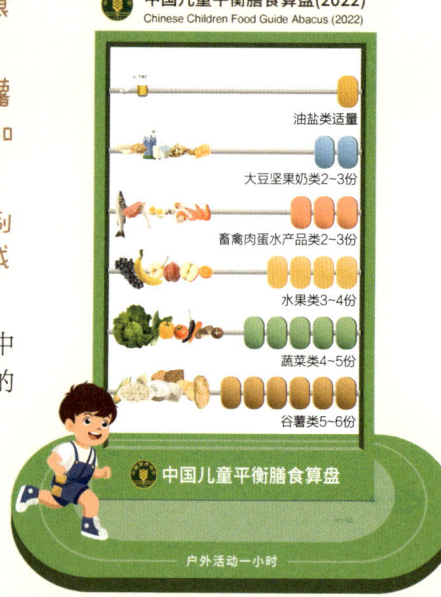

[来源于《中国居民膳食指南(2022版)》]

从这个比例可以大致算出，水果的量不应该超过宝宝每天吃进去<mark>食物总量的1/5</mark>。

水果富含维生素、纤维素、矿物质、果胶等营养，在每日的饮食中要补充适量的水果。

但是，要注意，<mark>水果不是越多越好</mark>。

水果吃得太多，容易造成宝宝正餐量减少，营养不够。

- 宝宝的胃容量就那么大，都被水果占了，就吃不下正餐了
- 多数水果含糖量高，吃多了不容易有饥饿感，宝宝更不爱吃饭了

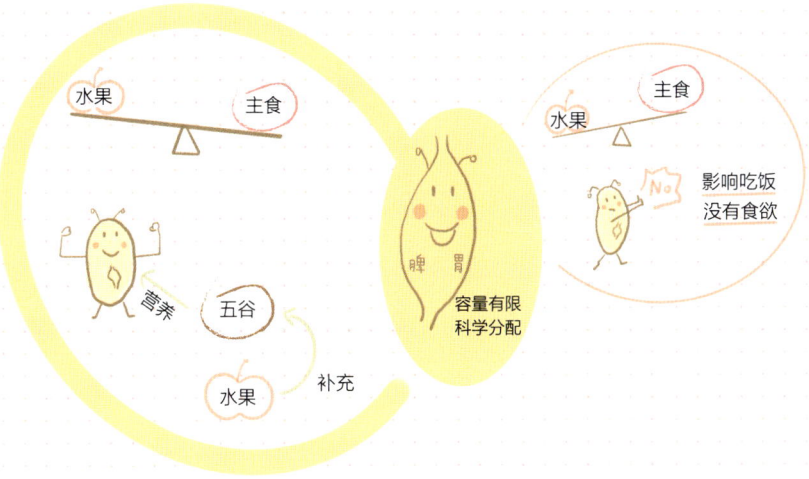

《黄帝内经》里讲："五谷为养、五果为助"。意思是用各种谷类来充养五脏，是人体能量的最主要来源。

水果可以帮助五谷来营养人体，是营养的补充。

所以，一定不能本末倒置了。

当你发现宝宝不爱吃正餐、不长肉不长个，而且脸色也发黄的时候，就需要看看是不是每天水果吃太多了。要及时帮助宝宝调整一下饮食结构，这样才能确保营养均衡。

算一算 你家宝宝每天的水果量有没有超标?

宝宝每日均衡饮食记录表

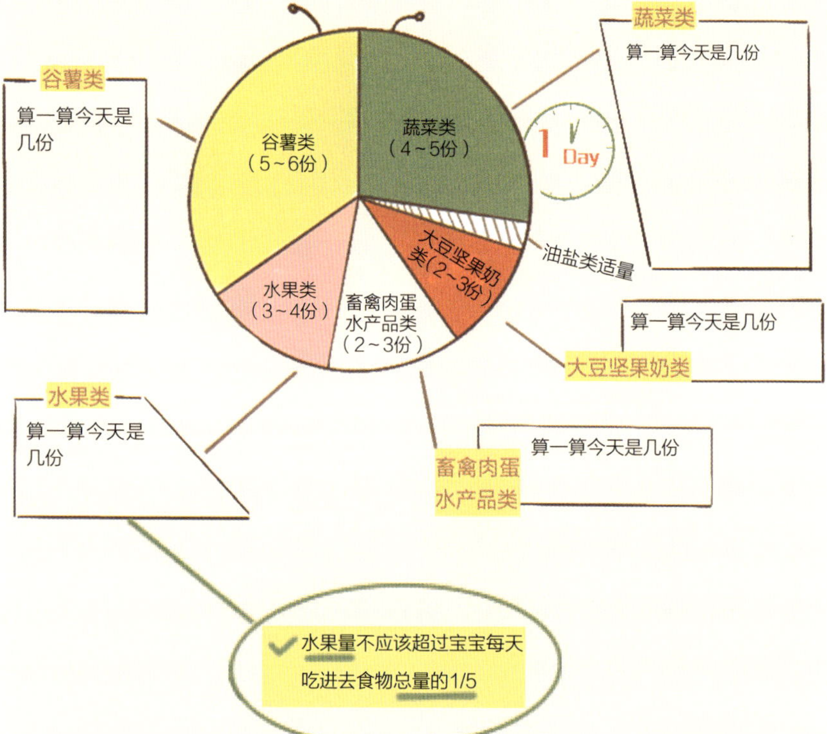

谷薯类 — 算一算今天是几份

蔬菜类 — 算一算今天是几份

谷薯类（5~6份）
蔬菜类（4~5份）
大豆坚果奶类（2~3份）
油盐类适量
水果类（3~4份）
畜禽肉蛋水产品类（2~3份）

1 Day

水果类 — 算一算今天是几份

大豆坚果奶类 — 算一算今天是几份

畜禽肉蛋水产品类 — 算一算今天是几份

✓ 水果量不应该超过宝宝每天吃进去食物总量的1/5

脾虚的宝宝不适合吃太多水果

接诊过不少脾胃功能弱的孩子,多数脸色发黄、瘦、食欲差、大便不规律。

我会建议家长:"给孩子少吃水果。"

有的妈妈惊讶地问:"不是说水果可以补充维生素,有营养吗?为什么要少吃呢?"

解释这个问题,我们就要先了解脾和胃的不同:

脾和胃虽然总是连在一起说,但在功能上是不同的。

胃就像口锅,是用来盛放食物的。有的宝宝胃口很好,说明胃的受纳功能好。

脾就像是锅底下的柴火,火力够旺才能把食物煮熟。

如果脾虚,柴火不够,食物就煮不熟,吃得越多越不容易"熟"。

如果吃太多生冷的,相当于火上洒水,火苗就更小了。

所以,吃进去的食物能不能被身体消化吸收和利用,最主要看脾的功能。要是脾不给力,消化和吸收不了,这些食物就会变成垃圾和负担。

还记得脾有一个特点吗?就是喜温恶寒。

温暖的、温热的食物更有利于脾的消化吸收。

寒凉的、生冷的食物不利于脾的功能发挥。

绝大多数的水果是寒凉性质的,吃得多了就会损伤脾的阳气,让脾不能好好工作。时间久了,宝宝就会出现脾虚的情况。

宝宝的脾好不好呢?先翻到第202页做个测试吧,《宝宝脾胃自测表》可以帮助你了解。

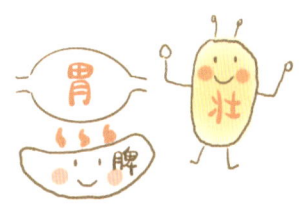

脾虚原因

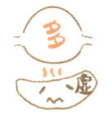
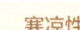

温热性

荔枝、榴莲、芒果
菠萝、龙眼、樱桃
大枣、橘子

! 内热重、便秘
  风热感冒、热咳

性温平和

苹果、桃子、葡萄

✓ 适合大部分人

寒凉性

香蕉、柚子、猕猴桃
西瓜、柿子、哈密瓜
火龙果、山竹、草莓

! 脾胃虚寒、怕冷
  容易腹泻、消化不良
  风寒感冒、寒咳

大家可以参考第196页《水果寒热一览表》来选择食用，对于脾胃功能弱的宝宝，寒凉的水果就要少吃或者不吃了。

吃水果的四个误区，你中招了吗？

Q：宝宝不喜欢吃蔬菜，多吃点水果也一样吧？
A：错，不一样。

虽然蔬菜和水果中都含有维生素、膳食纤维等营养成分，但是所含成分并不完全相同。

蔬菜的种类要多于水果，同时含有很多水果中没有的钙、镁、胡萝卜素等物质。

如果用水果代替蔬菜，不仅容易造成营养不均衡，同时水果的摄入量就太多了。

再有，水果的寒热偏性比较大，有的宝宝不适合多吃。

而蔬菜相对比较平和，适合绝大多数宝宝每天吃。

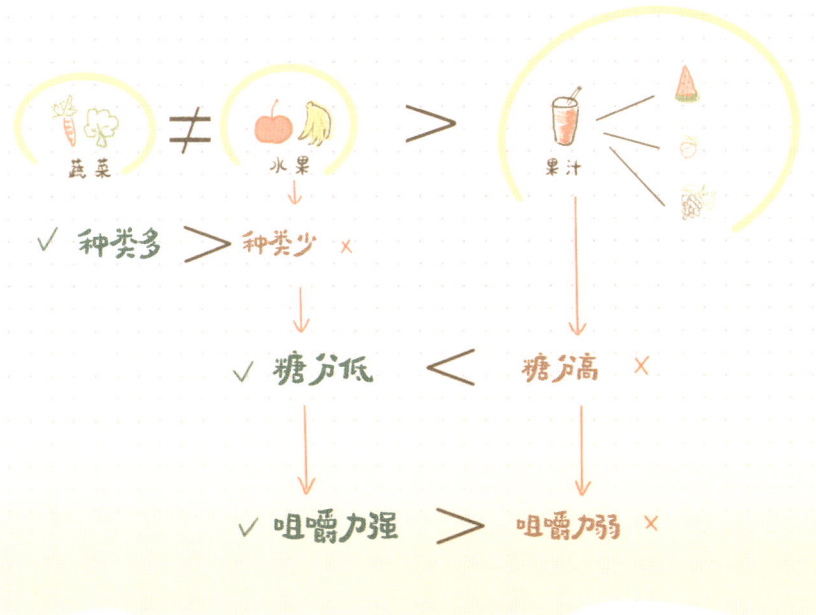

Q：鲜榨果汁都是水果精华，比直接吃水果好？

A：错，榨果汁真的费力不讨好。

鲜榨果汁中的糖比直接吃水果时的糖更容易快速进入血液，对于宝宝来说，糖分太高了。

从水果变成果汁，流失了各种维生素、矿物质和果胶等营养成分，得不偿失。

果汁只需要吞咽，而直接吃水果还可以锻炼宝宝的咀嚼能力。

Q：香蕉通大便，便秘了就赶紧吃香蕉？

A：不一定好使，有可能越吃越便秘。

香蕉在《本草纲目拾遗》里记载：味甘、性寒，归肺、胃、大肠经。有清热解毒、养阴润肺、益胃生津的作用。

香蕉中纤维素的含量相较于牛油果、梨、西梅等水果来说并不高。

但是由于香蕉性寒，对胃肠来说就有"泻下"的作用。

对于长期便秘的人来说，刚开始吃香蕉可能管用，越吃越不起效。

长期吃寒凉的水果，会对脾胃造成损伤，对宝宝来说，脾的功能就会受损，消化吸收变差，反而容易加重便秘。

Q：孩子咳嗽了，就要多喝梨水止咳？

A：错，不是所有咳嗽都适合喝梨水。

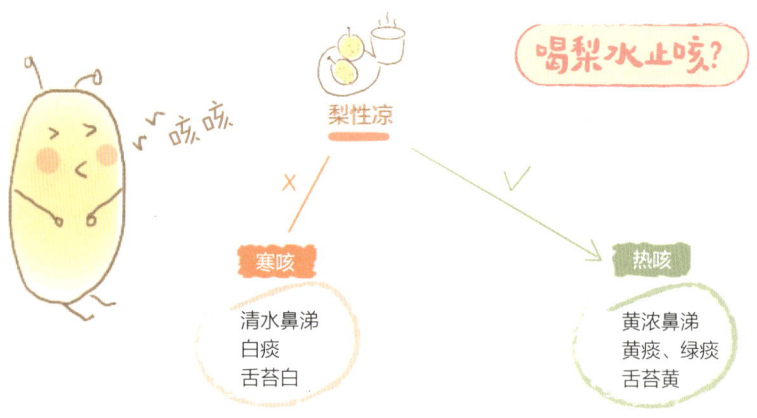

《名医别录》记载：梨，味甘、微酸，性凉，归肺、胃经。可以清热生津、润燥化痰。

从梨的功效来看，梨水适合于有热引起的咳嗽。

对于因感受风寒而出现的流清鼻涕、怕冷、咳嗽白痰等寒咳症状，多喝梨水只会雪上加霜。

第2篇

进阶篇

宝宝常见的问题

鼻部

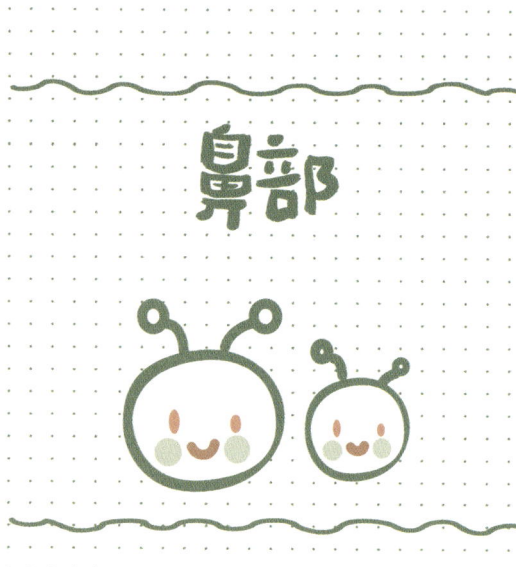

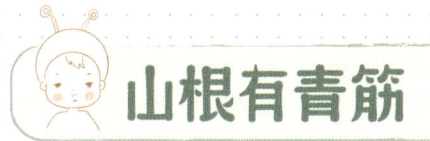

山根有青筋

老话总说：山根有青筋的宝宝是"磨娘精"。

有的宝妈就留言问我："宝宝生下来山根就有青筋，真的很难带，容易生病，喜欢哭，几乎每隔半个月到一个月就要感冒一次，怎么办才好？"

山根有青筋的宝宝到底是怎么回事呢？

首先，宝宝的皮肤比较薄，皮下静脉就会比成年人更容易显露出来。

如果我们把鼻子看作面部的一座山，在两眼内眼角之间的这个位置就是山的根部，叫作"山根"，这个部位就常常有青筋显露。

"山根"部位的望诊是中医儿科的特色诊法。

根据"山根"处静脉显露的颜色和形态的不同，对宝宝的体质特点和疾病诊治做出判断。

那具体有什么不同呢？

正常宝宝山根部的青筋是不太明显的。

在中医古籍《幼幼集成》中就有记载："山根，足阳明胃脉所起，大凡小儿脾胃无伤，则山根之脉不现"。

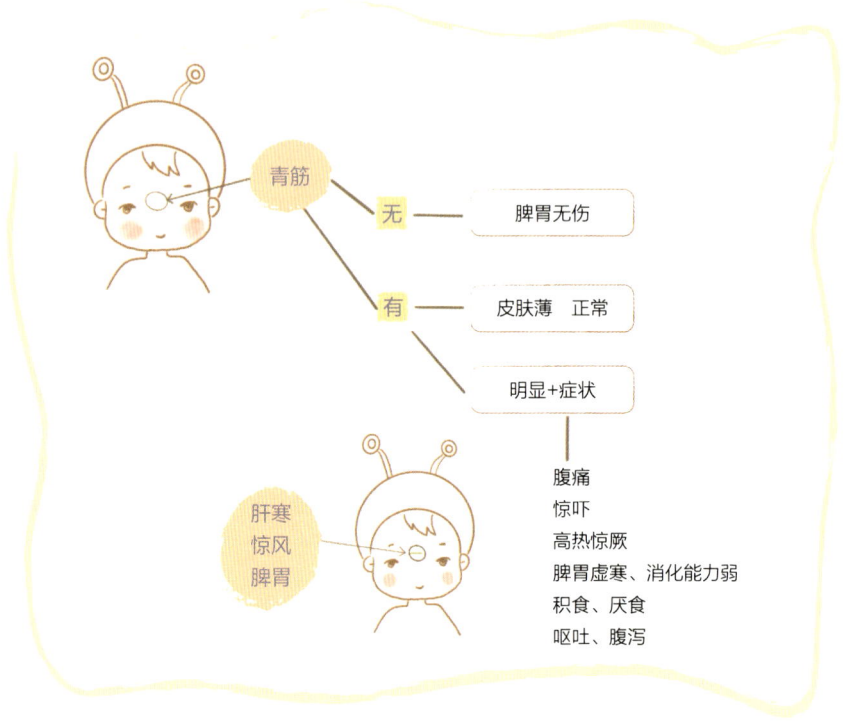

- 山根青筋颜色是青色的

中医认为,青色对应的是肝和寒,与惊风、脾胃疾病相关。

这类宝宝由于身体不舒服,自然更容易哭闹,这就是为什么老话总说:山根有青筋的宝宝是"磨娘精"。

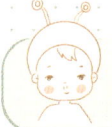
山根青筋颜色紫红

山根青筋颜色偏红、偏紫

中医认为,红色和紫色对应的是心和热,多与心和小肠、肺和胃相关。

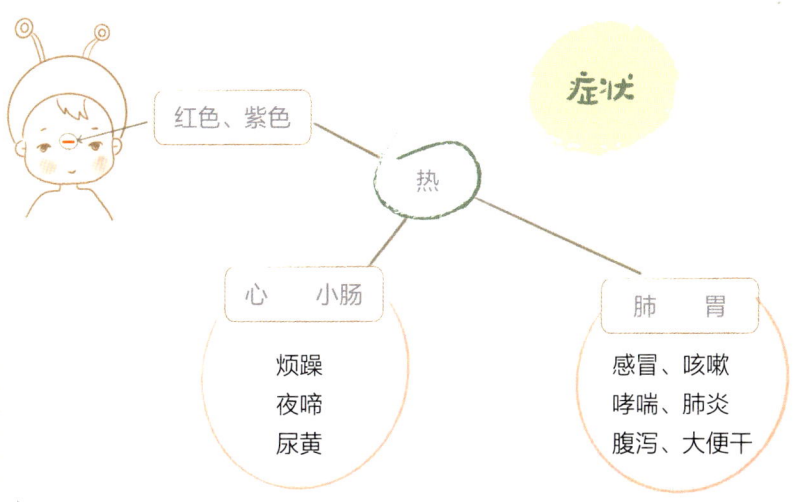

育儿群里有个宝妈问我:"这几天宝宝山根的青筋怎么变成紫红色的了,原来都是发青的。"

原来这段时间宝宝咳嗽比较厉害,鼻涕和痰都是黄绿色的,舌头也是红红的,这些都是宝宝肺胃有热的表现。

你会发现,宝宝山根的青筋是会随着体质的变化而变化的,并不是一成不变的。

总结一下:颜色不同意义不同。

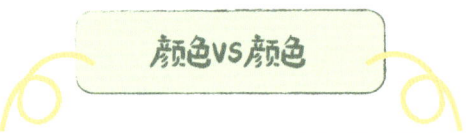

青色
风 寒
肝 脾胃
腹痛、惊吓、高热惊厥
积食、厌食、呕吐、腹泻

燥 热
心 小肠 脾胃
烦躁、夜啼、尿黄
感冒咳嗽、肺炎、腹泻、便干

红色 紫色

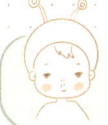

山根有横青筋或有竖青筋

如果大家仔细观察就会发现，有的宝宝山根青筋是横行的，好像在双眼之间搭了个桥一样。

而有的宝宝山根青筋却是竖行的，从上向下。

也有的是斜着的，还有曲里拐弯的。

那这种走行不同的山根青筋又有什么不同含义呢？

就这个问题，我还特意查了很多文献。给大家总结一下：

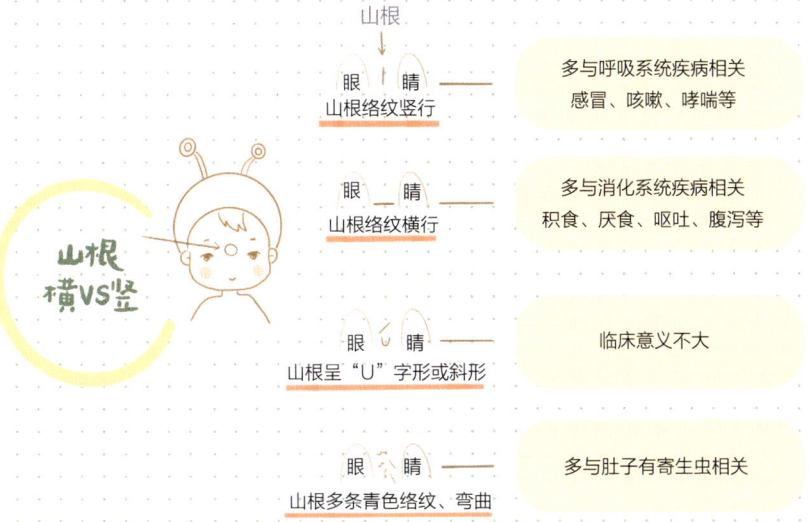

但实际上，在"山根望诊"中，医生更多的还是会关注山根青筋的颜色，走行的方向只作为参考。

正确看待宝宝山根的青筋

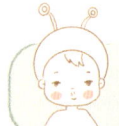

宝宝山根有青筋一定是宝宝有病了吗?

山根有青筋的宝宝要赶紧吃药治疗吗?

我想很多妈妈一定有这样的疑问,其实,即使宝宝山根有青筋,家长也不需要特别紧张焦虑,我们要正确看待。

1. 宝宝皮肤薄,山根青筋比较容易显现,不一定是疾病的表现,需要结合宝宝的其他症状来综合判断

2. 山根有青筋,只是一定程度上代表"当下"宝宝的脾胃功能和呼吸系统功能的强弱

3. 可以重点关注宝宝山根青筋颜色的深浅变化

一般宝宝疾病出现或者加重,青筋颜色会变深;

宝宝疾病好转或痊愈,青筋颜色会变浅或者消失。

4. 对于山根有青筋的宝宝,更要注重日常的养护,保养好脾胃,提高免疫力,预防外感

推荐给大家两个可以帮助宝宝养护脾胃、提高免疫力的推拿手法,作为日常保健可以经常给宝宝做。

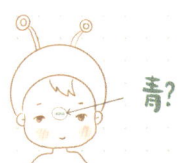 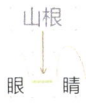 山根

眼 —— 睛

皮肤薄

颜色深浅

目前脾胃或呼吸系统强弱

养护脾胃

工字推背
定　位：肺俞所在一横线、肾俞所在一横线以及脊柱正中线，形成一"工"字形
手　法：横推和直推
操作数：一个位置100次
功　效：振奋阳气、强身健体

顺时针摩腹
定　位：肚脐周围
手　法：顺时针摩动
操作数：50~100次
功　效：理气消食，通大便

逆时针摩腹
定　位：肚脐周围
手　法：逆时针摩动
操作数：50~100次
功　效：理气消食、温阳止泻

工字推背

顺时针摩腹

逆时针摩腹

眼部

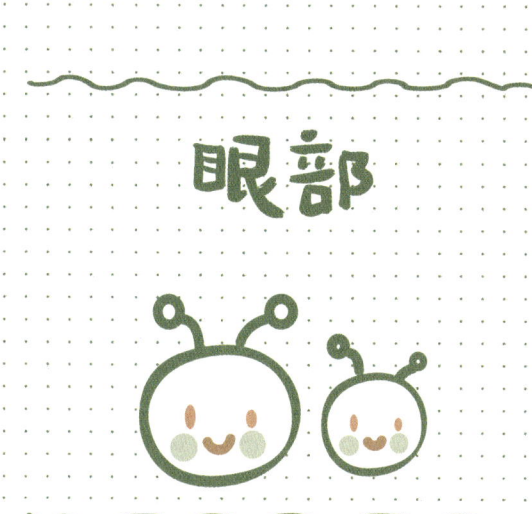

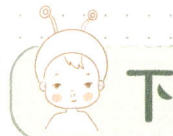
下眼袋颜色发青

健康宝宝的小脸应该是白白净净的，但总有细心的家长会发现宝宝脸上不一样的颜色。

经常有家长会问："宝宝的下眼袋发青，是怎么回事？"

也有的家长会问："宝宝才几岁，怎么就有黑眼圈了？"

观察宝宝的下眼袋，是中医儿科望诊中非常重要的一部分。

宝宝下眼袋的这个部位，中医里有个特殊的叫法称为"气池"。

眼睛上下2个"池"，跟脾胃关系最密切。

在眼睛与眉毛之间的这个部位，是目上胞，叫作"风池"。

在眼睛下方的下眼眶，也就是下眼袋的位置，是目下胞，叫作"气池"。

"肝开窍于目"，所以眼睛跟"肝"关系密切。

但是眼睛周围的肌肉，属于"肉轮"，脾主肌肉，"风池"和"气池"是跟脾胃相关的。

对于身体健康的宝宝来说，眼睛周围的肤色是与正常肤色一致的。

如果宝宝脾胃功能不好，消化不良，或者最近正在生病，那风池和气池的皮肤颜色就会出现变化。

常见的异常颜色有青色、红色、紫色、黑色这4种。

下眼袋发青（气池青色）

在育儿群里有一个妈妈咨询我：

"宝宝一岁多，食欲不是特别好，大便常常偏稀，夹有不消化的蔬菜，不知道该怎么调理。"

我让妈妈拍了一张宝宝的舌头照片和面部照片发给我,我发现了几个特点。

这个宝宝的脸色一看就是偏黄的,而且肤色不太均匀。

特点明显的一点就是宝宝两眼下眼袋的地方发青发暗。

再看看舌头,舌头淡红色,舌苔有点发白。

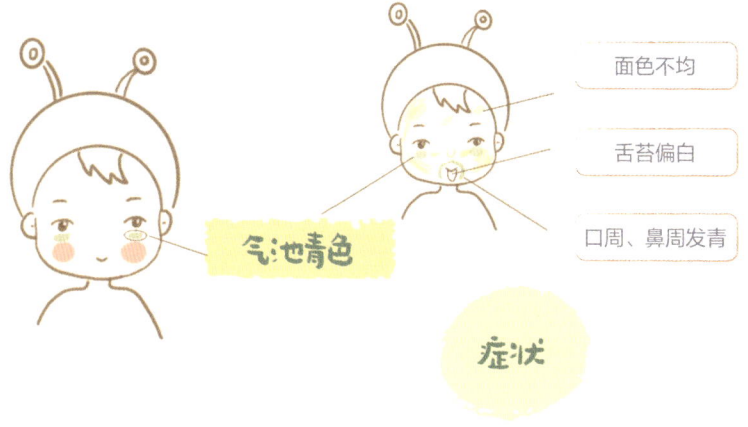

我又问了妈妈几个问题,发现:

宝宝小手摸上去偏凉,受凉容易打喷嚏、流鼻涕。

肚子温度比掌心温度低,睡觉常常喜欢趴着睡。

综合分析一下这个宝宝的情况:目前有脾胃虚寒的表现。

由于脾胃动力的不足,对食物消化吸收的能力比较弱,容易出现食欲差、腹泻、消化不良。

所以宝宝喜欢趴着睡,这样肚子更温暖,有助于消化。

脾胃是气血生化之源,没有足够的气血输送到面部,脸色就会偏黄,眼袋也会发青,同时口周、鼻周也会发青。

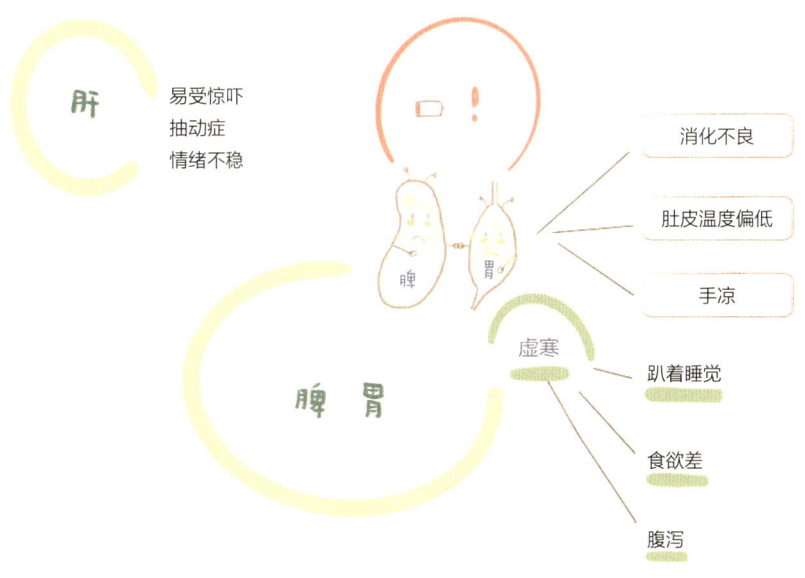

眼袋发青的宝宝，还有另一种情况

肝木失衡，肝风内动的宝宝，这类宝宝容易受到惊吓，或者情绪波动比较大，比如患有抽动症的宝宝。

所以，当发现宝宝气池发青的时候，可以从脾胃虚寒、肝风内动这两方面来考虑，有针对性地帮助宝宝来调整，也可以及时咨询医生的建议。

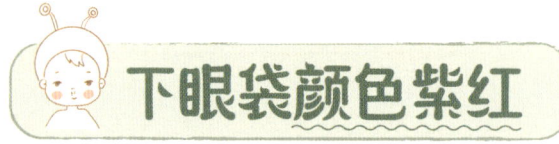

下眼袋颜色紫红

红色,在望诊当中,多数都跟"热"有关系。

紫色,是比红更深的颜色,是更重一级的热。

一般什么情况下,宝宝的眼眶和眼袋会发红发紫呢?

常见的有这两种情况。

第一种情况:宝宝最近感冒咳嗽,体内有热。

第二种情况:宝宝积食了。

对于积食的宝宝,不光容易出现下眼袋发红发紫。同时口唇颜色也会比较红,尤其是积食时间长了,吃进去的食物不消化,堆积在脾胃,时间长了腐败生热,这个热就会往上跑。

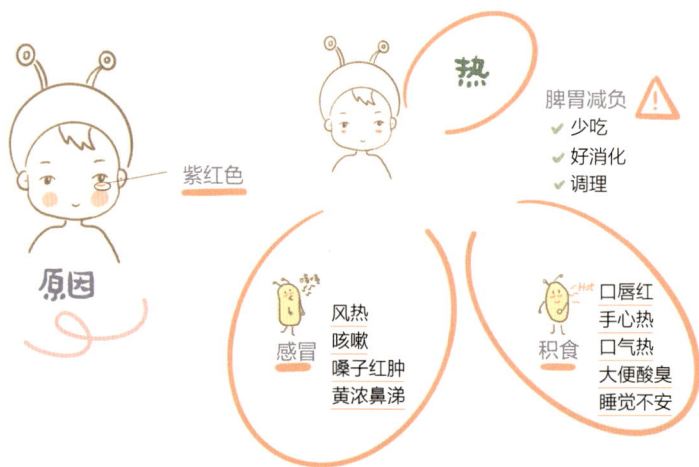

当你发现宝宝下眼袋发红、发紫了,就要提高警惕,先从宝宝的日常喂养着手,给脾胃做减法,不要再加重脾胃的负担了。

严重的积食,或者反反复复的积食,就需要给宝宝系统地调养了。

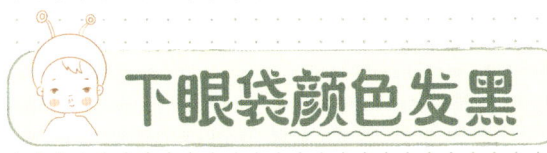

下眼袋颜色发黑

颜色发黑本身不是好的征象,因为黑色在五脏里对应的是肾。

肾是先天之本,色黑往往是损伤了肾。

同时,黑色代表了气血凝滞不通,气血衰败。

所以,在日常生活中,孩子的下眼袋真正出现发黑的情况并不多见。

那哪些情况会出现气池发黑呢?

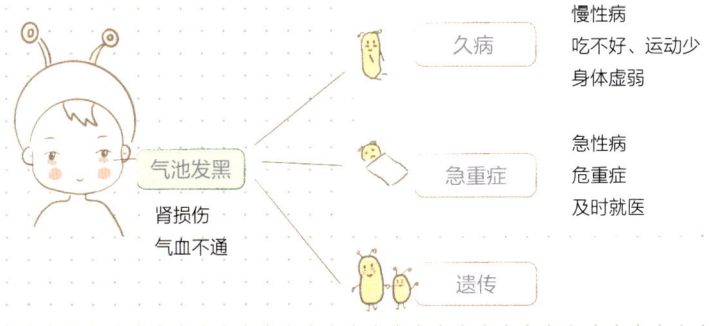

最后,我来总结一下最常见的三种下眼袋的异常颜色。

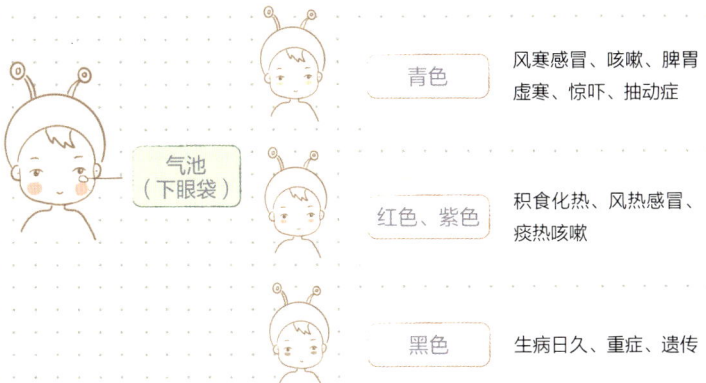

眼屎多，眼屎黄

有一位奶奶在线上咨询："小孙子这几天眼屎特别多，又稠又黄，是不是上火了？"

说到眼睛的问题，首先想到的就是跟"肝"有关系。

中医认为：肝开窍于目

眼睛是五脏里"肝"的窗口，所以，眼睛能反映肝的情况。

肝火旺，常出现眼屎多、眼屎黄等问题，同时爱发脾气。

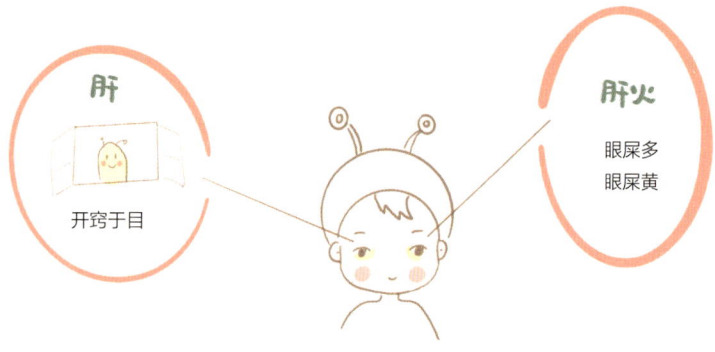

发现宝宝有肝火了，怎么帮助宝宝灭火呢？

灭火器就是"一清二推"。

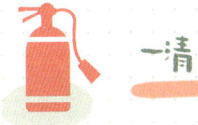

清肝经

定　位：食指末节指纹面
手　法：由指尖向指根方向直推为清
操作数：100~300次
功　效：泄肝火、镇惊除烦

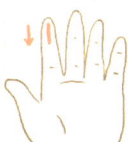

推坎宫

定　位：沿眉棱骨自眉头向眉尾呈一条横线
手　法：用两拇指向眉尾分推
操作数：50~100次
功　效：疏风解表、明目、止头痛、消眼屎

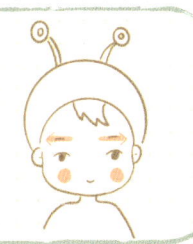

以上"一清二推"的两个操作，可以每天早晚各做一次，一般需要坚持做3~5天。

宝宝日常护理注意事项

①提醒宝宝不要用手揉眼睛，准备干净的纸巾或毛巾擦拭。

②饮食一定要清淡，烧烤油炸的食物暂时不要吃。

③多饮水，早睡觉。保证睡眠就是在帮助养肝和清肝火了。

最后提醒大家：

对于小月龄的宝宝，眼屎多还要排除鼻泪管不通和结膜炎等情况，建议及时就医确诊。

眼皮上长麦粒肿

麦粒肿（睑腺炎），中医称为"针眼""偷针"，是常见的眼科疾病，尤其多发于小朋友。

麦粒肿有这样的特点，开始有点痒，眼皮发红。过两天就会出现一个小包，局部红肿且有点疼，摸上去硬硬的。

再后面，会出现眼屎增多、长出脓头的情况，有的还会破溃流脓出来。

由于孩子天性好动，喜欢摸摸这儿，动动那儿，用手揉眼睛，细菌就会乘虚而入，引起急性化脓性炎症。

麦粒肿的小儿推拿手法（越是早期做效果越好）

原因

麦粒肿（针眼）
- 痒，发红
- 红肿、硬、疼、包
- 眼屎多、脓包
- 急性化脓性炎症

养护

掐按耳尖
耳尖穴
- 定　位：耳朵对折的顶点
- 手　法：指甲掐按
- 操作数：30～50次
- 功　效：清热

揉合谷穴
合谷穴
- 定　位：手背部大拇指和食指的虎口处
- 手　法：按揉
- 操作数：100～300次
- 功　效：理气、止痛

清天河水
天河水
- 定　位：前臂内侧正中，自腕横纹至肘横纹上呈一条直线
- 手　法：直推
- 操作数：100～300次
- 功　效：性凉，主一切热证

麦粒肿的食疗方：绿豆甘草汤

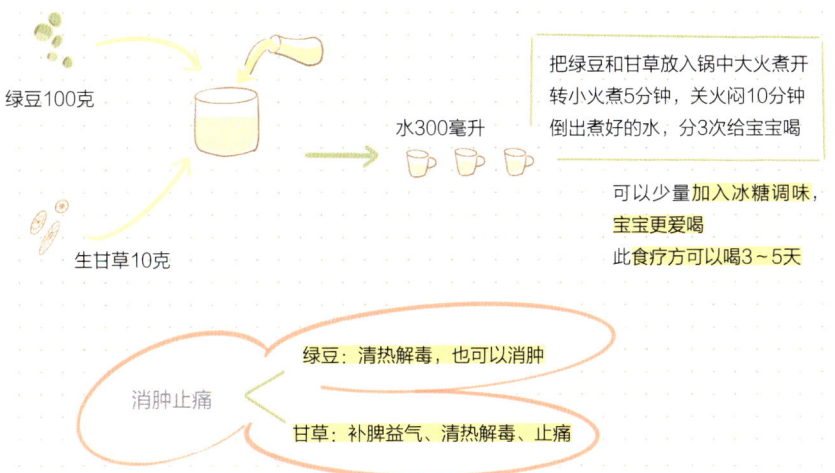

大家都知道绿豆汤可以清热解暑，不太了解绿豆还可以清热消肿吧！

再加上甘草的补脾益气、清热解毒、止痛的作用，合在一起就可以消肿止痛了。

做好家庭护理也可以帮助麦粒肿快速消退：

①用干净的毛巾沾上温水热敷眼睛，每次敷5分钟，一天可以敷2~3次。

②麦粒肿有脓头，开始出脓了，就要及时去医院寻求医生帮助，不要自己在家处理，也不要用手挤压，以免感染。

③饮食清淡，减少油腻、煎炸烧烤的食物。尤其是对于反复长麦粒肿的宝宝，脾胃有积热，容易诱发麦粒肿。

④注意休息，保证睡眠，不要熬夜。

头面部

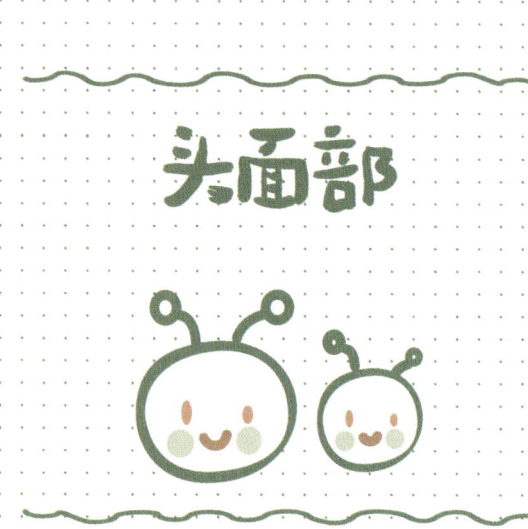

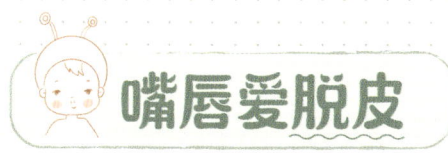
嘴唇爱脱皮

一到秋冬季节，很多孩子会出现嘴唇干燥、脱皮，甚至是开裂流血的情况。

这主要跟季节性的干燥寒冷有关。

涂抹润唇膏，宝宝又会不自觉地去舔，结果越舔越干。

中医认为：脾开窍于口，其华在唇

嘴唇干裂脱皮，这事儿跟"脾"有关。

徐文兵老师在讲《黄帝内经》的四季养生法中说到：

"脾胃受了火邪，首先表现在口唇干燥、脱皮，甚至有些人口唇干裂出血……应该把脾胃的火热邪气驱赶走，让脾胃自身产生的津液能够滋润濡养到这个地方。"

那应该怎么调理呢？

①注意饮食清淡，少吃辛辣刺激、烧烤煎炸的食物，以免加重脾胃的火热邪气。

②推荐秋冬季节可以用"山药、麦冬、蜂蜜代茶饮"，滋阴润燥。

口唇干裂代茶饮——山药麦冬蜂蜜饮

食材：怀山药10克，麦冬10克，蜂蜜1汤匙。

做法：把怀山药和麦冬放入杯中，加入300毫升开水浸泡10分钟之后，再加入1汤匙蜂蜜，搅拌均匀，然后小口小口地喝。

山药有健脾益气、益肺补肾的作用；

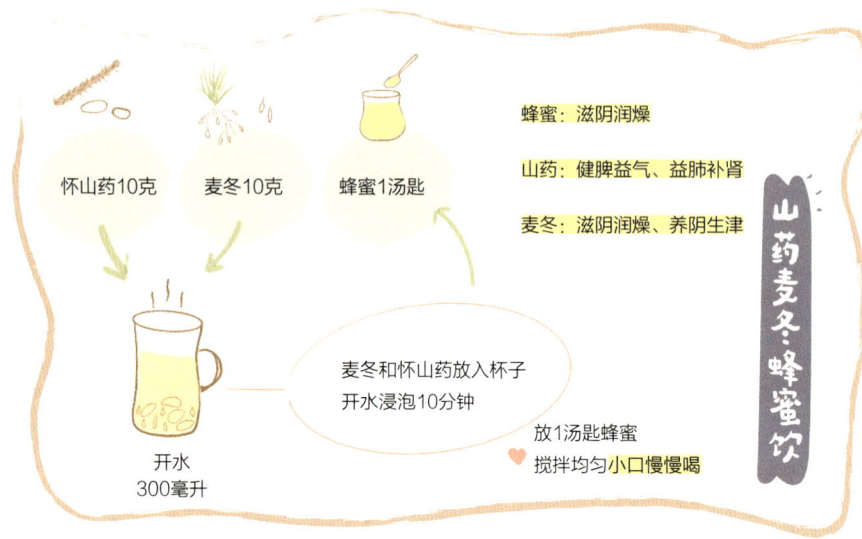

麦冬滋阴润燥、养阴生津；

加上蜂蜜，更增强了滋阴润燥的功效。

③口唇干裂可以揉地仓穴和照海穴

宝宝容易口唇干裂，可以经常给宝宝按揉这两个穴位，让宝宝的嘴唇由内而外润起来。

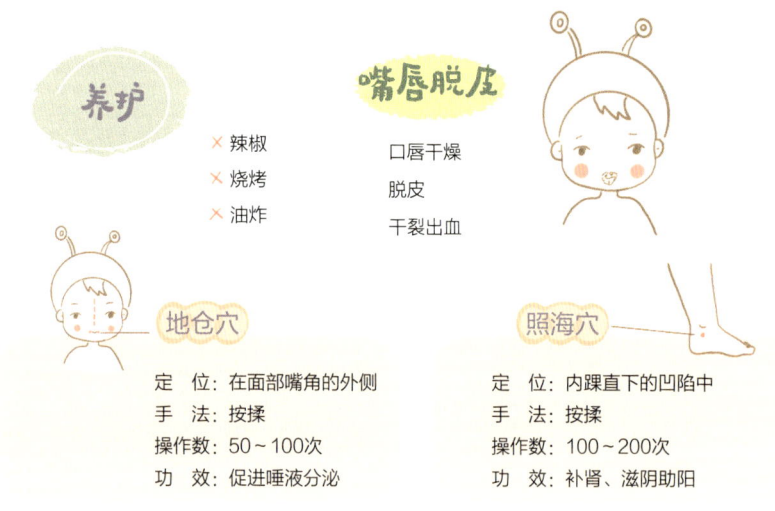

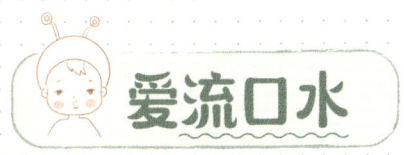

有宝妈咨询:"一岁多的宝宝总是流口水,时多时少,是怎么回事?"

对于宝宝总是流口水这件事,妈妈们需要先了解,2岁以内的宝宝流口水多,大多数情况属于正常现象。

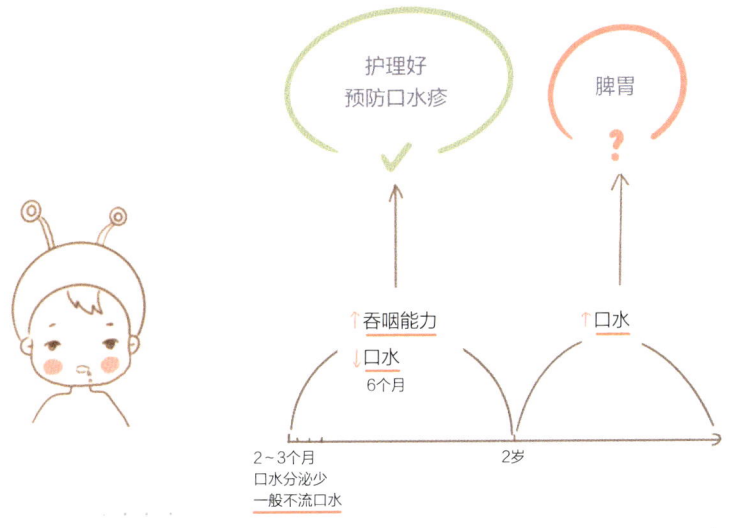

出生到2个月以前,口腔唾液腺的分泌还没有完善,所以唾液分泌会比较少,一般不会流口水。

3个月以后,唾液分泌增加,6个月之后开始长牙,以及辅食的添加等原因,宝宝唾液分泌会反射性增多。

但是,宝宝的吞咽功能还不完善,所以,你就会看到宝宝口水直流。

这都是正常的生理现象。

随着宝宝吞咽能力的提高，流口水的情况就会得到改善了。

这期间，妈妈们只要做好护理，防止口水反复刺激口周皮肤形成口水疹就可以了。

如果宝宝已经2岁以上了，流口水还比较频繁，这个时候就要注意，很可能宝宝的脾胃出了问题。

常见的有两种情况：

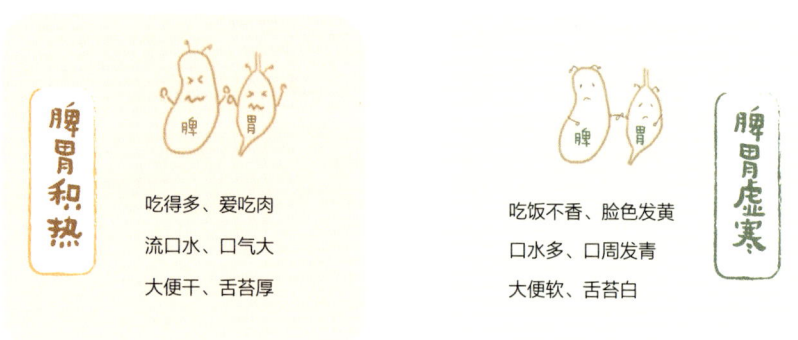

宝宝口水多，先来分析一下可能引起的原因，然后再有针对性地去调理。

宝宝脾胃受损，最常见的原因就是喂养不当，或者生病之后过度服用寒凉药物等。

宝宝口水多，从帮助宝宝改善脾胃，正确喂养开始吧！

口气重、口臭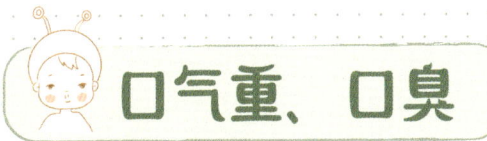

宝宝出现口气重、口臭，常见的原因有这样几个：

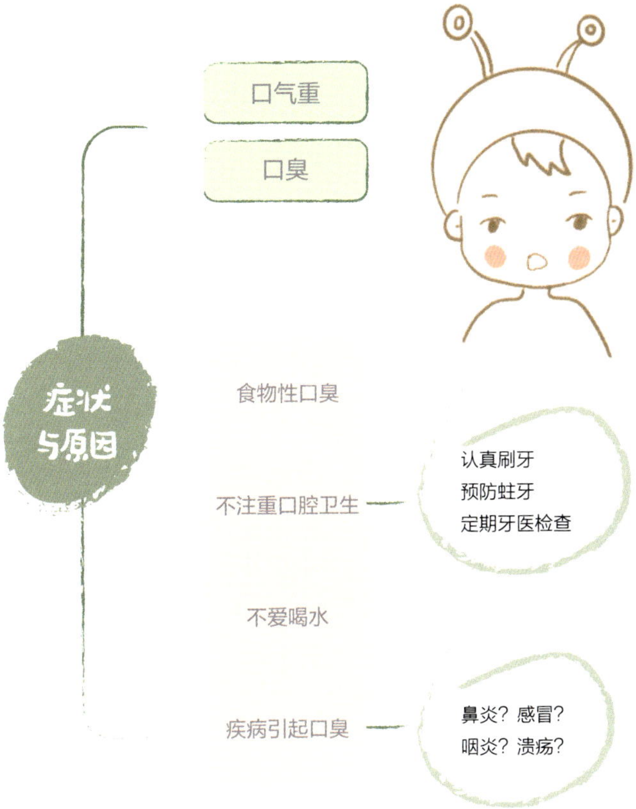

- 口气重
- 口臭

症状与原因

- 食物性口臭
- 不注重口腔卫生 —— 认真刷牙 / 预防蛀牙 / 定期牙医检查
- 不爱喝水
- 疾病引起口臭 —— 鼻炎？感冒？咽炎？溃疡？

1. 食物性口臭

当宝宝添加辅食之后，会吃一些鸡、鸭、鱼、肉等肉食，或者葱、蒜、韭菜等气味重的食物，这类食物本身，就会在口腔中留下气味。

2. 不注重口腔卫生

食物残渣留在嘴巴和牙齿缝里，时间长了就会发酵腐败，散发异味。

有的宝宝有龋齿，也会引起口腔微生物的异常。

所以，定期找专业的牙科医生做牙齿检查对宝宝来说是非常重要的。

3. 不爱喝水

不爱喝水，口腔里变得干燥，口腔中的微生物就会释放出难闻的气味。

以上三种原因引起的口臭，都是短时间的，是可以通过正确刷牙和多饮水来改善的。

4. 疾病引起口臭

比如患有鼻炎、感冒、咳嗽，鼻腔里分泌了大量的黄脓鼻涕，也会引起口腔异味。

宝宝有口腔溃疡、化脓性扁桃体炎、疱疹性咽峡炎时，也会引起口腔内微生物的异常，发出腐败的气味。

如果宝宝长期口臭，也排除了以上各种原因，那引起宝宝口臭的最常见的原因就是脾胃出了问题。

这其中，最多见的就是积食了。

积食为什么会出现口臭呢？

食物不能够完全被消化吸收，堆积在肠胃中，时间长了这些垃圾就会腐败。

就好像垃圾桶里的垃圾长时间不清理，就会发出恶臭一样。这些腐败的臭气就会向上涌，从口中呼出，源源不断。

积食引起的口臭，靠勤刷牙、多喝水只能治标，只要积食的问题没有解决，那口臭就会长期存在。

所以，帮助宝宝消除积食，正确喂养才是解决口臭的治本之法。

这里我要分享给大家一个有意思的穴位，我把它叫作口香穴，经常按揉，可以让口气清新，不仅适用于儿童，成人同样有效。

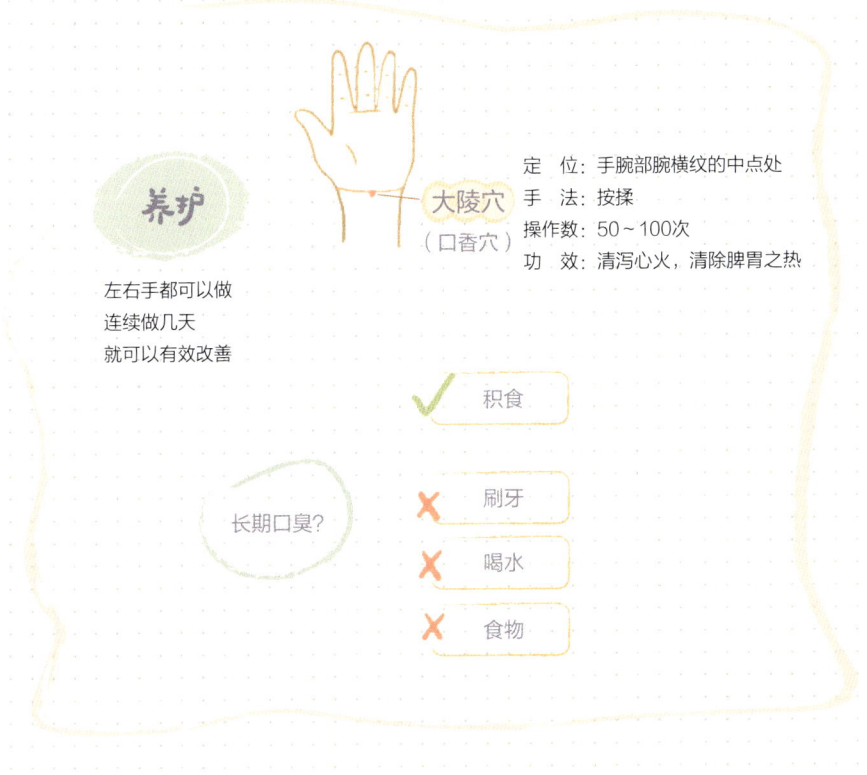

养护

左右手都可以做
连续做几天
就可以有效改善

大陵穴
（口香穴）

定　位：手腕部腕横纹的中点处
手　法：按揉
操作数：50~100次
功　效：清泻心火，清除脾胃之热

长期口臭？

✓ 积食
✗ 刷牙
✗ 喝水
✗ 食物

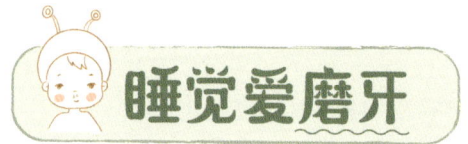
睡觉爱磨牙

"咯吱咯吱,咯吱咯吱"宝宝睡着,又开始磨牙了。

老人常说:"磨牙是宝宝肚子里有虫了"。其实,能够引起宝宝夜磨牙的原因有很多,我们需要分析一下,再对症处理哦。

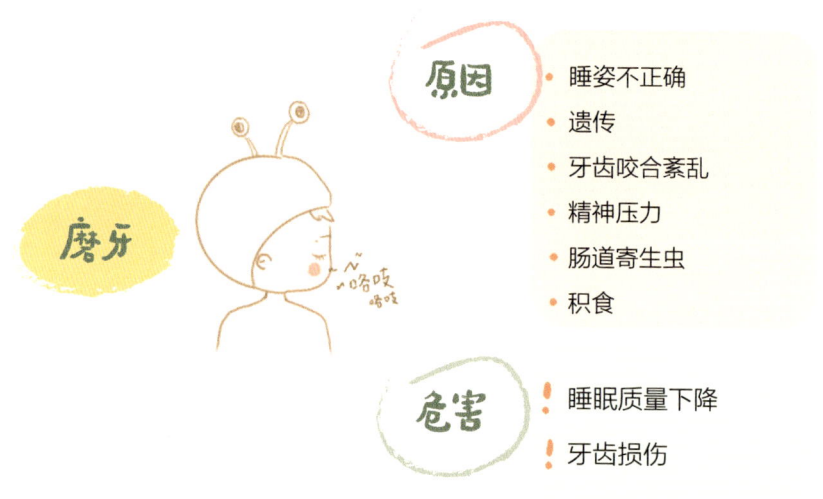

磨牙

原因
- 睡姿不正确
- 遗传
- 牙齿咬合紊乱
- 精神压力
- 肠道寄生虫
- 积食

危害
- 睡眠质量下降
- 牙齿损伤

睡眠姿势不正确也会磨牙哦

有的宝宝左侧卧的时候会磨牙,右侧卧就很少磨牙。

还有的宝宝可能仰卧位会磨牙,侧卧反而很少。

这是怎么回事呢?

宝宝在睡眠时,全身肌肉应该处于放松的状态,但是在特定的姿势下,宝宝下颌和牙齿周围的肌肉不舒服了,为了改变这种不舒服的状态,身体做出了自我调整,表现出来就是"磨牙"了。

所以，如果是这种情况，我们可以帮助宝宝改变一下磨牙时的睡眠姿势，对缓解磨牙会很有帮助。

父母磨牙，宝宝出现磨牙的概率更高

磨牙也会遗传吗？

遗传学分析显示：夜磨牙症属于常染色体显性遗传。

有研究表明：父母有磨牙症状的儿童，发生夜磨牙症的概率是父母没有该症状的儿童的11.64倍。

宝宝磨牙，跟牙齿还有关系

宝宝磨牙之所以会发出咯吱咯吱的声音，就是上下牙齿咬合面产生磨动或紧咬引起的。

孩子正处在换牙阶段，随着乳牙脱落和恒牙的萌出，牙齿的咬合关系相对不稳定。

干扰了孩子正常的咀嚼和咬合，于是身体就会下意识地通过下颌的运动来消除这种干扰，以重新找到平衡。

这种意念就会形成咀嚼肌痉挛和收缩，于是就出现了磨牙症状。

一部分孩子会随着恒牙的逐渐长出自行缓解，一部分不能自行缓解，这时就需要寻求专业的口腔科医生帮助了。

磨牙也是宝宝精神压力的反应

宝宝也会精神紧张和焦虑吗？

是的，只是很多时候孩子并不会表达自己的情绪，就会选择精神转移，其中磨牙就是转移焦虑和紧张的一种表现。

心理学研究发现：在婴儿期，口腔是与外界交流的重要渠道，而且口腔具有反映紧张情绪的作用。

在宝宝刚去幼儿园的初期，孩子的分离焦虑很可能会反映在磨牙上。

这时要多与孩子沟通，了解孩子内心真实的感受，帮助他们学会认识和了解自己的情绪，并正确的表达和抒发，当孩子的紧张和焦虑下降时，磨牙就会得到缓解。

宝宝磨牙，真的是肠道有寄生虫吗？

在二三十年前，因为卫生条件比较差，儿童肠道寄生虫感染还比较常见。

寄生虫的活动和分泌的毒素、代谢产物会刺激儿童大脑的相应部位，引起咀嚼肌痉挛或持续收缩。

但是，也有研究认为儿童的磨牙症与肠道寄生虫没有直接关系，所以，目前也没有定论。

现在来说，家长都非常注重孩子的日常卫生习惯，饭前便后都会洗手，饮食也比较卫生。

所以，儿童肠道寄生虫感染的概率很低。宝宝夜磨牙，是肚子里有虫的可能性很小。

积食是宝宝磨牙的主要原因

其实，磨牙多是宝宝身体在尝试去解决积食而出现的。

当宝宝在睡觉的时候，身体的各个脏腑都处于一个相对休息的状态，胃肠道也是。

如果宝宝积食了，胃肠道堆积了很多没有消化的食物，脾胃就需要加班工作了，自然不能好好休息。

消化系统工作的第一步就是从咀嚼开始的，切碎食物的同时，口腔还会分泌各种消化酶来帮助消化食物。

所以，积食的宝宝出于身体的自我调整，就很容易出现磨牙了。

长期磨牙会让孩子的睡眠质量下降，还会对牙齿有损伤。

为了缓解夜磨牙，建议家长要帮助孩子控制好饮食，晚饭不要吃得太多、吃得太晚，最好不要喝睡前奶。

关于磨牙说了这么多可能的因素，你可以帮宝宝排除一下，找到原因后对症处理就可以了。

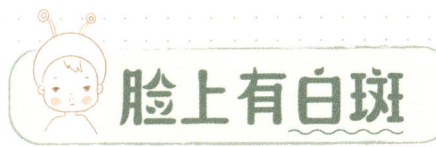

脸上有白斑

有的宝宝小脸看上去一块白、一块黄,看上去像个小花猫。家里老人说孩子是肚子里有蛔虫了,可是吃了打虫药也不见好。到底是怎么回事呢?

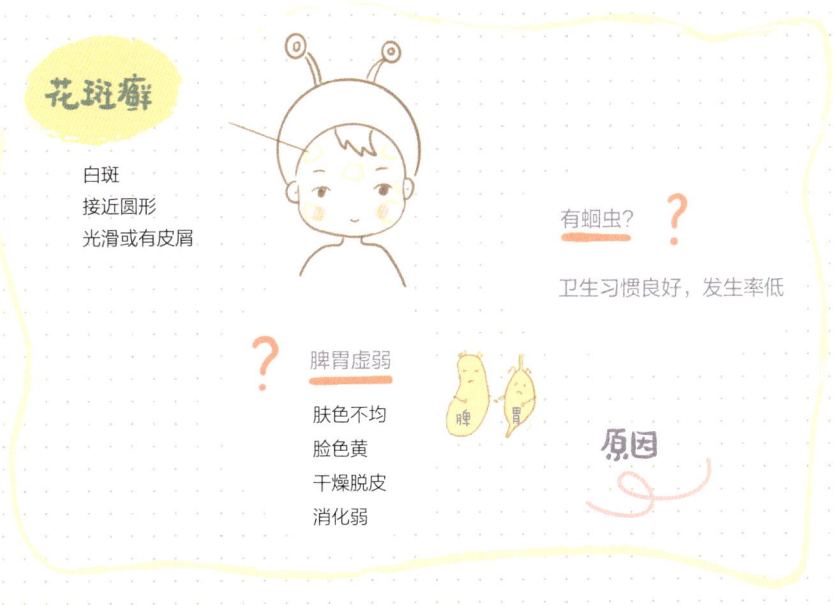

像这种小儿面部、颈部的皮肤上出现的淡白色的接近圆形或者卵圆形的斑片,有的表面是光滑的,有的上面有细小的皮屑,俗称为"虫斑",现代医学多称为"花斑癣"。

脸上的白斑,真的是肚子里有蛔虫吗?

应该说,多数情况下不是。

面部有白斑,还经常肚子疼,身体越来越瘦,平时卫生习惯很不好,综合这些情况,可以考虑肚子里有肠道寄生虫。

但是,现在的生活条件下,卫生习惯相对良好,肠道寄生虫的发生率很低。

其实,孩子脸上出现的"虫斑",多数还是脾胃虚弱的表现。

为什么脾胃虚弱,脸上会有白斑呢?

脾胃虚弱,吃进去的营养物质不能被很好地吸收,也就不能转化成身体需要的营养。

皮肤是否红润、肤色是否均匀,是依靠气血营养的滋养的。

营养不够,皮肤就会萎黄,肤色也会不均匀,有的还会干燥脱皮。

当然,孩子肠道里有寄生虫作怪,脾胃消化就会变弱。

当务之急是要帮助孩子去强健脾胃,助消化。

脾胃强健,消化吸收改善了,面部的白斑自然也就少了。

这里推荐大家一个可以健脾益胃的食疗方:

山药茯苓山楂水

怀山药6克,茯苓6克,焦山楂6克,加入300毫升水。

大火烧开后,转小火20分钟,关火,可以让孩子少量多次地喝这个水。

一般每周可以喝2~3次,具有宝宝健脾益气、助消化的功效。

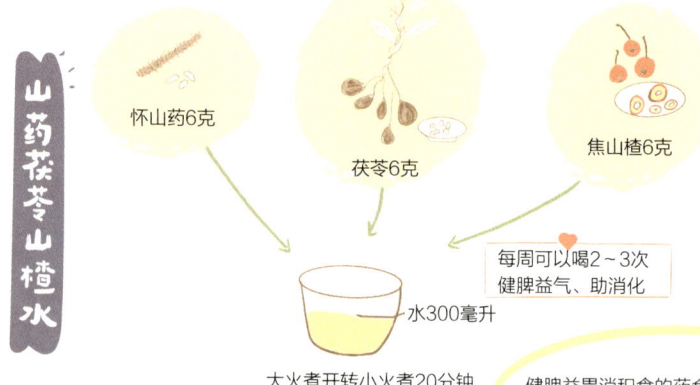

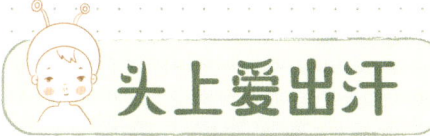

头上爱出汗

宝宝爱出汗,尤其是头上出汗多,正常吗?

多数情况下是正常的。

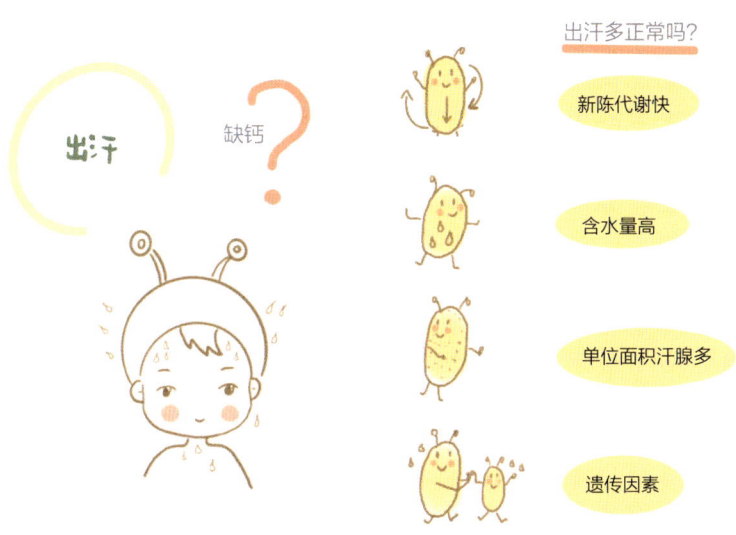

原因一:宝宝新陈代谢快

宝宝的生长发育迅速,呼吸和心跳的速度要远远高于成年人,新陈代谢也更旺盛。

活动时产生的热量就相对多,出汗自然也就更多。

原因二:宝宝皮肤含水量高

宝宝的皮肤看上去水嫩水嫩的,这是因为皮肤水分含量比成年人更高,皮肤血管丰富。

由于神经系统还没有发育完善，身体对冷热的调节能力相对弱，所以一旦环境温度较高，通过皮肤散发出去的水分就会比较多。

原因三：单位面积汗腺多

婴幼儿皮肤上每单位面积的汗腺数比成年人多。

所以，在外界环境温度高的时候，穿盖过厚时、进食热的食物后以及大量活动后，出汗就会明显更多。

原因四：遗传因素

汗腺数量多的人，在相同条件下出汗就会比其他人更多。所以要考虑一下爸爸妈妈是不是也特别爱出汗。

所以，从以上几个原因就可以发现，宝宝比成人更容易出汗是正常现象。

当然，也有一些情况是家长担心宝宝受凉，总是给孩子穿得多、盖得厚，甚至睡觉包得严严实实的。

有的还会让宝宝在睡前喝很多奶或者吃其他高热量的食物，这些都容易导致宝宝睡觉时出汗增多。

也有的宝宝出汗特别多，睡个觉跟洗了个头似的，而且吃饭也不好，总是很瘦不长肉。

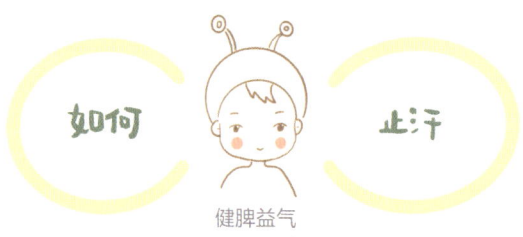

健脾益气

补肾经
定　位：小指末节，指纹面
手　法：由指根向指尖方向直推为补
操作数：100～300次
功　效：补肾益脑、强身健体

揉肾顶
定　位：小指顶端
手　法：按揉
操作数：100～300次
功　效：固表止汗

补脾经
定　位：拇指桡侧面从指尖到指根呈一直线
手　法：由指尖向指根方向直推为补
操作数：100～300次
功　效：健脾和胃、补益气血

对于这类出汗多、脾胃差的宝宝,我们可以通过小儿推拿的方法来帮助宝宝健脾益气,减少汗出。

其实,只要饮食结构均衡、奶量正常,宝宝一般不会缺钙。因此,不要擅自给宝宝补钙,钙过量反而影响宝宝的身体健康。

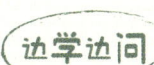 宝宝爱出汗与缺钙有关系吗?

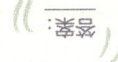

严重的鹅枕秃和夜间多汗同时多,长时间睡着所导致的出汗不多,看一种情况,考虑与缺钙有关的,主要看孩子睡着后是否就减慢,如果会持续整个晚上出一场持续时间长,这时就需要及时就医了。

胸腹部

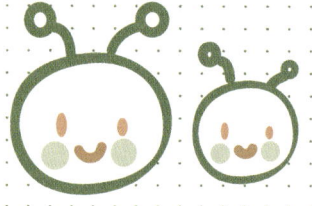

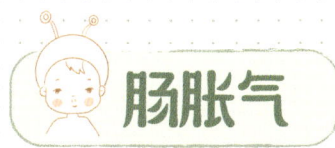

肠胀气

宝宝从出生到两三岁，腹肌还没有发育成熟，宝宝以腹式呼吸为主，就会显得肚子鼓鼓的。

一般到三岁之后，就不会那么明显了。

当然，也有的宝宝，由于胖，肚子上的肉肉比较多，看上去也会鼓鼓的。

只要宝宝吃、喝、拉、撒、睡都没有问题，就不用太担心。

但是，还有两种情况是需要家长注意的。

第一种：肠胀气，新生儿肠胀气是很常见的

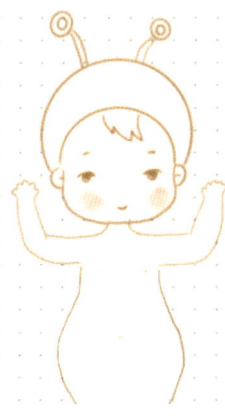

常见新生儿胀气

看：宝宝肚子鼓鼓的
拍：用手轻拍，"嘭嘭嘭"，似空鼓声
听：无原因哭，不好安抚，放屁后缓解

肠胀气

肠胀气可能有这几个原因：

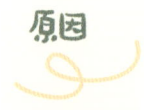
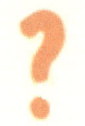

肚子受凉

喂奶快，吸入过多空气

冲奶方式不对：水太凉（40~45摄氏度完全溶解）

消化不良

可以试着用这些方法来改善：

飞机抱

手掌搓热敷宝宝肚脐

顺时针摩腹

喂奶不要太着急，喂奶后拍嗝

顺时针摩腹

第二种：积食引起的肚子胀

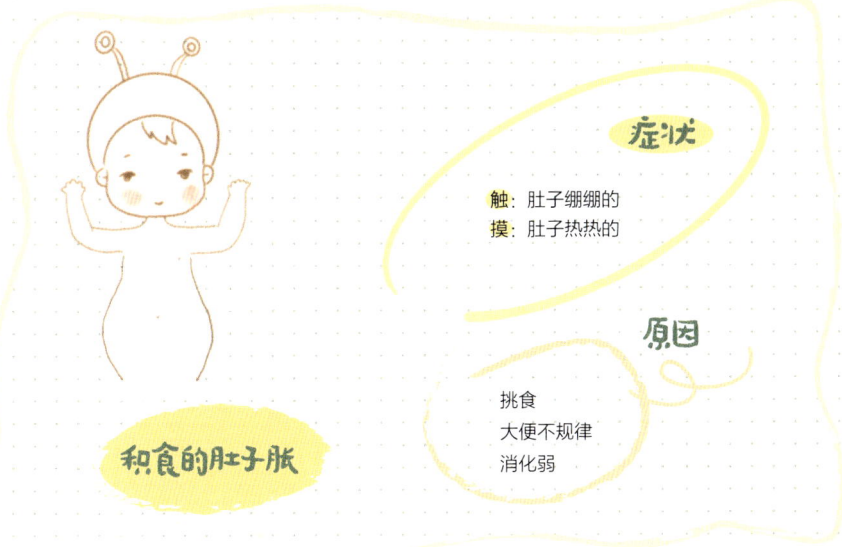

症状

触：肚子绷绷的
摸：肚子热热的

原因

挑食
大便不规律
消化弱

积食的肚子胀

积食的宝宝，往往肚子绷绷的，肚皮也热乎乎的。
怎么办呢？
首先就是要给宝宝的脾胃减减压。

养护

控制夜奶、食量（肉、水果、零食）

大便、睡眠规律，记录《宝宝喂养反馈日记》（第204页）

多运动，提升脾胃运化能力

推荐小儿推拿来帮助宝宝缓解肠胀气：

捏脊

顺时针摩腹

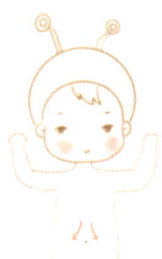

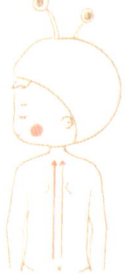

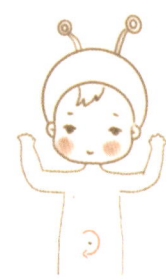

分腹阴阳

定　位：沿两侧肋弓边缘
手　法：分推
操作数：50~100次
功　效：健脾和胃、理气消食

捏脊

定　位：颈部大椎至尾骨端呈一直线
手　法：拇指、食指、中指三指捏起，做擀皮法、卷皮法、三捏一提法
操作数：5~10次
功　效：调和气血、改善脏腑功能

顺时针摩腹

定　位：肚脐周围
手　法：顺时针摩动
操作数：50~100次
功　效：理气消食，通大便

对于小月龄的宝宝，做推拿的时候动作要轻柔，以宝宝感觉不难受为度。可以在宝宝两次进餐之间来做，不要在喝完奶或者吃完饭马上来做。

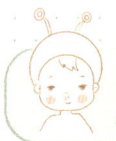
肚子总是咕噜咕噜响

宝宝的小肚子总会时不时发出咕噜咕噜的响声，这是怎么回事呢？

是宝宝的肠胃出问题了吗？

这种咕噜咕噜的响声叫作肠鸣音。

你可以想象我们在煮水的时候，水烧开了，就会发出咕噜咕噜的声音，这是气在水里上下窜动发出的"气过水声"。

为什么宝宝更容易听到咕噜咕噜的响声呢？

在我们的肠道里，除了有食物残渣，还有水分和气体。

肠道蠕动的时候，里面的这些成分就会互相碰撞发出声音。

正常情况下，每分钟会有5~12次的肠鸣音。

由于宝宝的皮肤比较薄，与成人相比，肠鸣音听上去就更明显了。

在以下这些时候，宝宝的肠鸣音会明显增多。

- 宝宝饿了

饥饿的时候，肚子里空了，大脑就会收到指令，需要马上进食，胃肠道要开始工作了，胃肠蠕动也会开始增加。

所以，在宝宝饥饿到进食、消化的过程中，宝宝的肠鸣音都会明显一些。

这是肠道正在工作的表现。

● 肠道里气体多了

有的宝宝喝奶太快太急，或者吃饭的时候哭了，一边说话一边吃饭等等，都容易吸入过多的空气。

有一些食物容易产气，比如豆制品、红薯之类。

● 宝宝腹泻

腹泻的时候，肠道里的水分会明显增多，肠蠕动也会加快。

腹泻时更容易出现咕噜咕噜的响声。

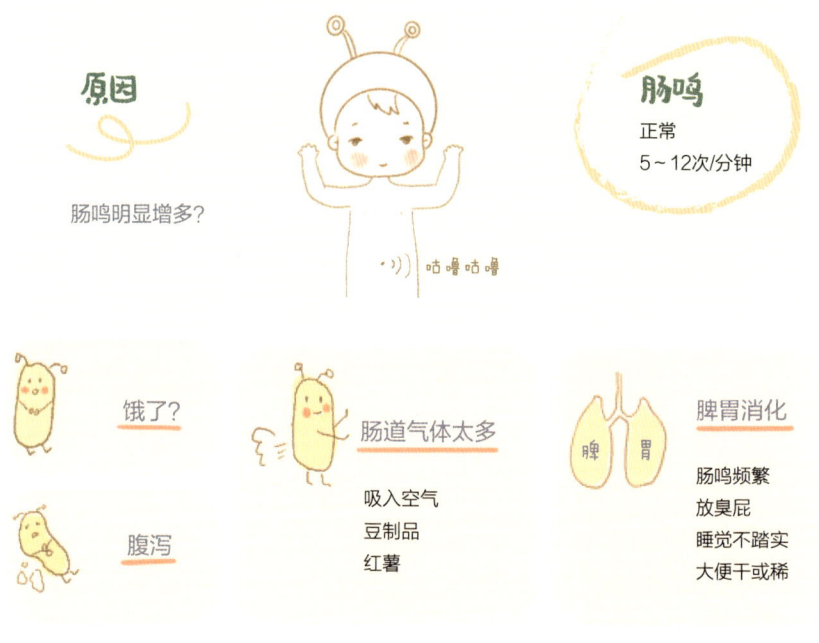

如果发现宝宝肚子咕噜咕噜的响声特别频繁，同时总放臭屁，睡觉也不踏实，大便干燥或者拉稀等，很可能宝宝的脾胃消化出了问题。

这就需要从日常的饮食和喂养中找找原因，帮助宝宝去做相应的调整。

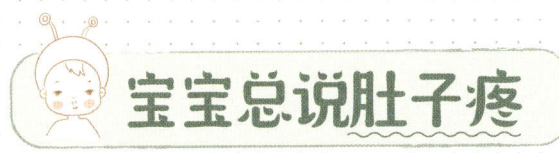

孩子在成长的过程中，总会有肚子疼的时候。

引起宝宝肚子疼的原因有很多，有的只是单纯的胃肠功能紊乱，有的却并不简单，甚至很严重，所以家长不能掉以轻心。

肚子疼从部位上来分的话，大致可以分为两种。

第一种：胃脘痛

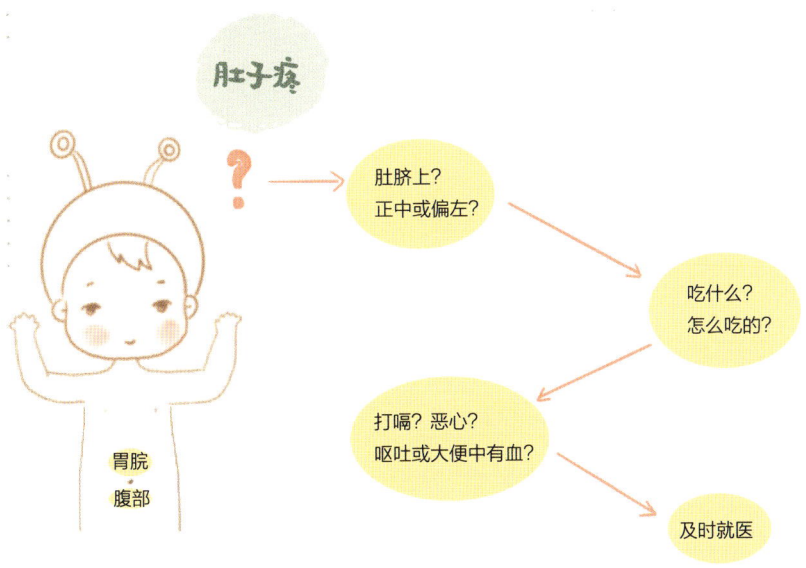

这个部位主要在上腹部，也就是胸骨下到肚脐以上这段，多见于正中和偏左的位置。

胃脘痛多跟宝宝的胃有直接的关系。

当宝宝指着这个部位说疼的话，我们首先就要考虑"吃什么了？""怎么吃的？"

需要同时观察：

有没有胃胀、打嗝、反酸、恶心、呕吐、大便情况，甚至是呕吐物中有没有带血、大便中有没有血等问题。

如果伴有以上的问题，就要及时就诊了，因为急性胃炎、胃溃疡、功能性消化不良等疾病都会引起以上症状。

第二种：腹痛

腹痛一般指的是肚脐以下，或者肚脐周围的疼痛，范围相对比较大。

引起腹痛的原因很多，大致分为三大类。

● 功能性腹痛

这是最常见的，大约占宝宝腹痛总数的50%～70%。

一般由于受凉、吃的太杂太多、积食、消化不良等原因引起。

● 腹部器官的疾病

比如肠梗阻、肠套叠、阑尾炎、腹膜炎、肠道寄生虫、急性肾炎、腹部淋巴结炎等问题。

● 全身性疾病

有一些疾病会连带出现腹痛的症状。

比如过敏性紫癜、荨麻疹、扁桃体炎、肺炎、心肌炎等。

你看，单纯一个腹痛就可能有这么多原因。

但是，家长也不用过度焦虑，因为绝大多数的宝宝腹痛还是以功能性腹痛为主。

在平时引起宝宝功能性腹痛中常见的两个原因：一个是"寒"，一个是"积食"。

怎么初步判断呢？下面的内容可以参考。

功能性腹痛（50%~70%）

积食
- 起病相对缓
- 隐隐疼痛
- 不喜欢按揉
- 热敷不能缓解
- 舌苔偏厚腻
- 多为吃得多而杂

受寒
- 起病比较急
- 疼痛剧烈
- 喜欢按揉
- 热敷有缓解
- 舌苔偏白
- 多为有受凉

症状与养护

积食

清大肠经
- 定　位：食指桡侧面，自指尖到指根呈一直线
- 手　法：由指根向指尖方向直推为清
- 操作数：100~300次
- 功　效：清肠通便

揉板门
- 定　位：掌面大鱼际处
- 手　法：按揉
- 操作数：100~300次
- 功　效：健脾和胃、消食化滞

受寒

揉一窝风
- 定　位：手背部腕横纹中央
- 手　法：按揉
- 操作数：100~300次
- 功　效：性温、止痛、温中理气

揉外劳宫
- 定　位：手背部与劳宫穴对应处
- 手　法：按揉
- 操作数：100~300次
- 功　效：性温，主寒证

　　面对宝宝的腹痛，如果家长在心里觉得没有把握的时候，最好带宝宝去医院确诊一下，尤其是急腹症引起的腹痛，以免错过最佳的治疗时间。

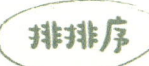

宝宝肚子疼的时候我们应该怎么做呢？排一下你认为对的顺序吧

A 去医院
B 询问哪儿疼，怎么疼
C 记录有没有发热、呕吐、大便情况和饮食情况

答案：BCA。因为宝宝年幼，我们问一下哪里疼，是什么样的疼痛，具体部位在哪，做好记录，再去医院就诊。如果宝宝有呕吐、腹泻或者发热，可以先观察和做好护理，如果精神状态还可以，家长也不慌乱，并且之后有条件的家长可带孩子就医，不用担心。

四肢

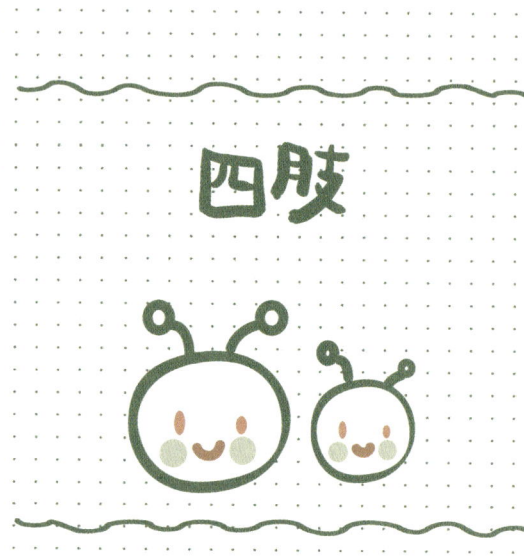

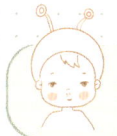
指甲上的小月牙很少

身边经常会有人告诉你:"手指甲上的月牙越多越好,没有小月牙说明你身体不健康。"

这个时候妈妈总会盯着自己和宝宝的手指,看一看,数一数。

有的妈妈就开始担心了,宝宝指甲上的小月牙很少啊,有的都没有小月牙,宝宝是不是哪里有问题?是不是太虚弱了?

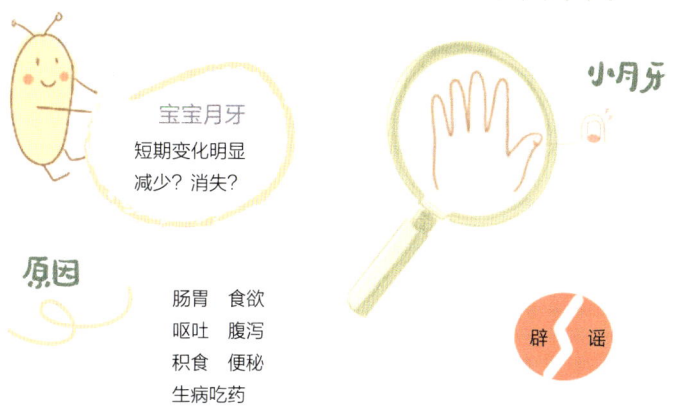

现在呢,就给大家辟个谣。

指甲上月牙的多少不能直接反映身体的健康情况。

为什么这么说呢?先来看看月牙到底是什么吧!

科普 月牙是什么?

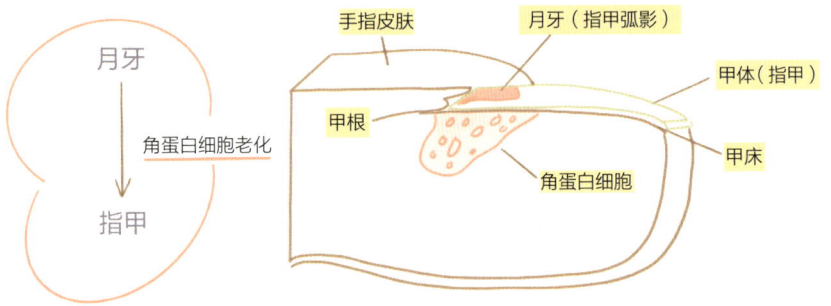

每个人的每个手指甲上都有月牙,只是因为有的宝宝先天月牙长得比较靠后或者指甲生长速度较慢,被皮肤遮挡住藏起来了,所以看到的月牙大小不太一样。

对于健康的正常人来说,年龄越小和越老的人,指甲上的月牙相对来说会较少和较小。

所以,我们不能仅仅依靠手指甲上的月牙数量和大小来判断身体的健康状况,这样太不准确了。

宝宝正处在生长发育的阶段,指甲上没有小月牙是正常现象。

只要宝宝身体各方面发育正常,吃得好、睡得香、玩得欢,那你就不必过于担心。

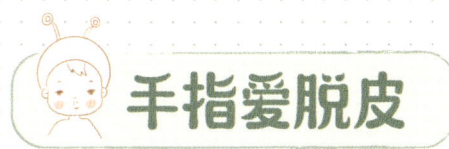

手指爱脱皮

手指脱皮，皮肤干燥，孩子忍不住去撕，皮肤发红甚至流血，看着都让人心疼。

孩子的手指为什么会出现脱皮呢？

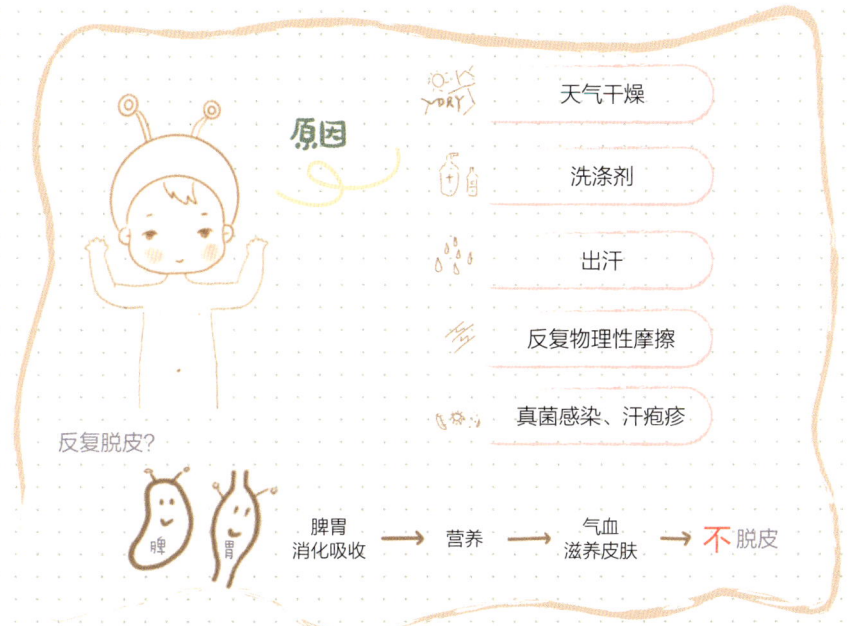

如果孩子总是反复出现手指脱皮，还要考虑是不是长期脾胃消化吸收不好。

脾胃不好的孩子，营养容易缺乏，没有足够的气血去滋养皮肤，就会出现皮肤干燥、脱皮。

中医认为，手脱皮要以养血润燥为主。

推荐两款在天气干燥时缓解手脱皮的食疗方：

1. 莲藕荸荠雪梨汤

莲藕200克，荸荠5个，雪梨1个，洗净切成小块，加水300毫升，大火煮开后转小火煮20分钟，喝汤吃果肉。

莲藕清热生津、润燥。荸荠补中益气、生津止渴。再加上雪梨，这三味食材放在一起，加强了滋阴润燥的作用，是非常好的缓解干燥的食疗方。

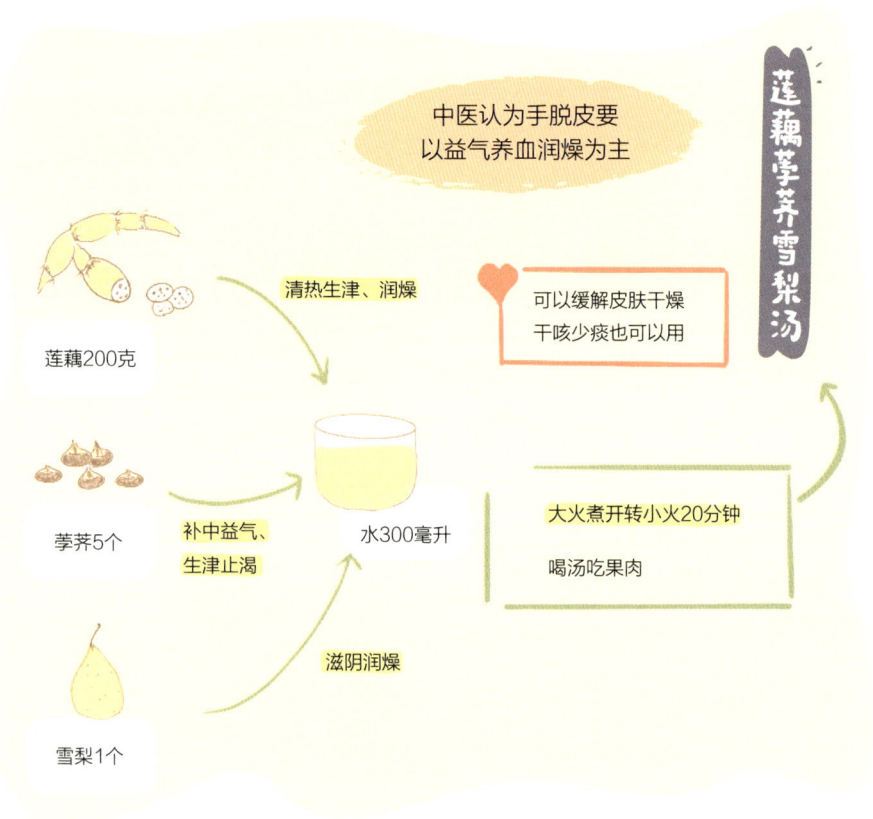

2. 黑芝麻红枣蜂蜜羹

熟黑芝麻100克，红枣3粒，加水200毫升，料理机打成糊，再加入1汤匙蜂蜜。一天分2次吃完。

黑芝麻补养肝血、润肠通便。红枣益气养血，再加上蜂蜜，益气养血、润燥，气血足了，皮肤就会更润了。

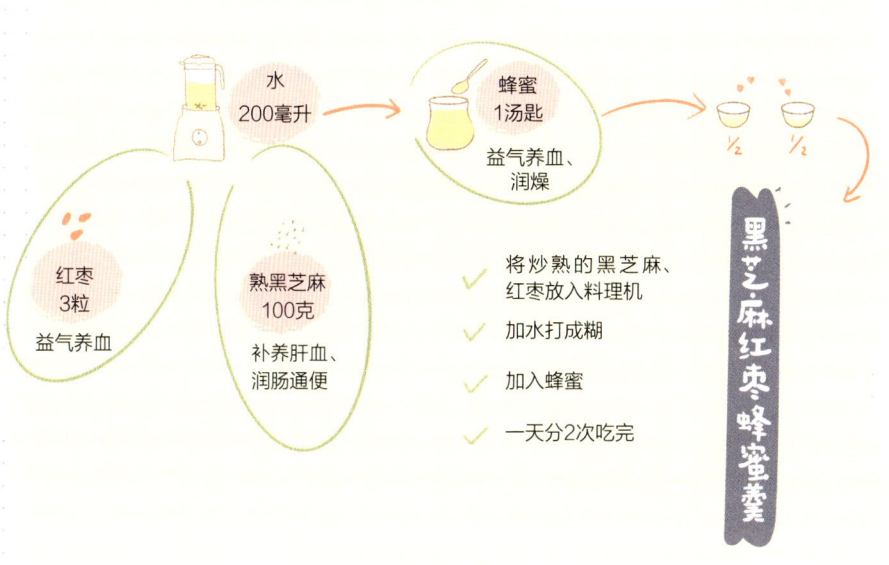

平时做好这几点能减少手指脱皮的发生：

- 天气干燥时要做好手部皮肤的养护，及时涂抹护手霜
- 宝宝洗手，尽量选择温和的肥皂和洗手液，避免使用碱性过大的洗涤用品
- 提醒宝宝不要去撕，避免加重刺激，出现流血，甚至是感染
- 平时要帮助宝宝养护好脾胃，避免挑食，多吃容易消化的食物

手掌颜色发黄

孩子的小手和小脸看上去发黄,正常吗?

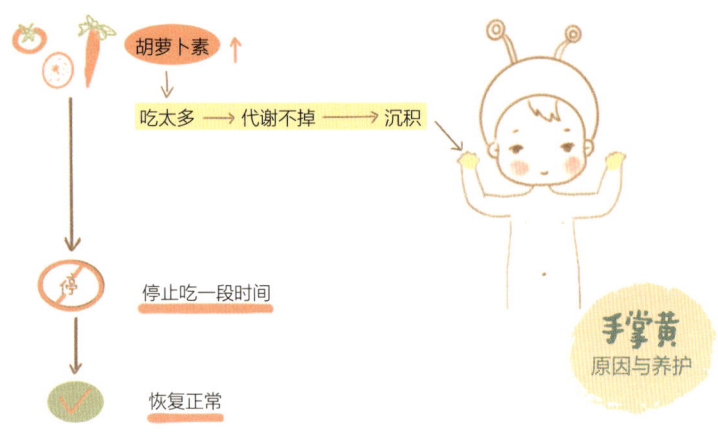

吃橘子太多也会使皮肤发黄

难道橘子会染色?

不是说橘子掉色,而是说橙子、橘子、胡萝卜等蔬菜水果中含有丰富的胡萝卜素。

如果吃得太多,孩子代谢不掉,就会沉积在皮肤上,比如手掌、脚、前胸等地方,看上去孩子就成了"小黄人"。

这种情况不用太担心,只要停止吃,过一段时间身体把多余的胡萝卜素慢慢代谢掉,皮肤就恢复正常了。

脾虚的孩子皮肤发黄

中医认为，黄色属脾，脾为气血生化之源。

当脾气虚的时候，气血就会不足，作为四肢末端的手和脚，就得不到足够的气血来滋养，容易出现手脚发黄。

对于脾虚的宝宝，要帮助孩子健脾益气。

推荐常做这几个推拿的手法。

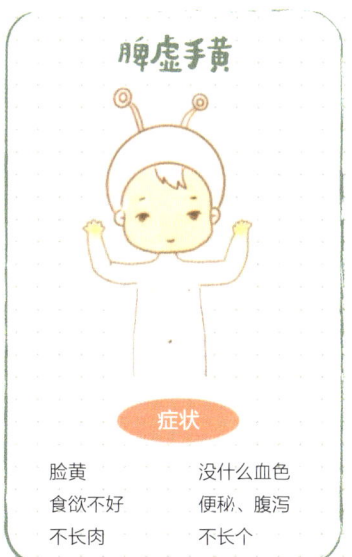

脾虚手黄

症状

脸黄　　没什么血色
食欲不好　便秘、腹泻
不长肉　　不长个

捏脊　　揉足三里

捏脊

定　位：颈部大椎至尾骨端呈一直线
手　法：拇指、食指、中指三指捏起，做捻皮法、卷皮法、三捏一提法
操作数：5~10次
功　效：调和气血、改善脏腑功能

揉中脘穴

定　位：肚脐上4寸，腹中线上
手　法：按揉
操作数：50~100次
功　效：健脾和胃

中脘穴

揉足三里

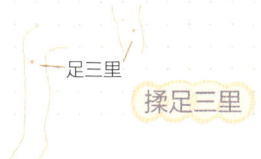

足三里

定　位：犊鼻穴下3寸，胫骨前嵴外一横指
手　法：按揉
操作数：100~200次
功　效：强壮穴、健脾和胃、理气消滞

补脾经

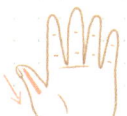

定　位：拇指桡侧面从指尖到指根呈一直线
手　法：由指尖向指根方向直推为补
操作数：100~300次
功　效：健脾和胃、补益气血

当然了，一直在跟大家强调，对脾胃最好的养护就是不伤害，注意日常喂养是很重要的。

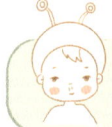
手心脚心总是热乎乎的

当妈久了,不知不觉就获得了一些"超能力"。

尤其是对于宝宝可能马上要生病的"预警"能力,真的很准。

一次跟我一个闺蜜聊天,她说:"每次发现孩子手心脚心热乎乎的时候,就知道坏了,肯定要生病,不是感冒就是发烧,特别准。"

你还别说,确实是这样。

很多时候宝宝生病之前都是有"预警"的,就看你平时有没有留心观察,发现预警信号并马上干预,多数是可以将生病的苗头扼杀在摇篮里的。

为什么手心脚心热,宝宝就容易生病呢?

手心脚心热常常反映宝宝体内有热,而引起热的原因最常见于"积食"。

中医认为:百病"积"为先

当发现宝宝手脚心热乎乎的时候,千万不能认为宝宝有"热"了,赶紧给"清热"。

给宝宝喝凉茶、吃清热的药物,或者吃很多寒凉的水果,这些只会损伤脾胃,雪上加霜。

真正要做的是这三步:

1. 先给脾胃减压

宝宝没食欲不想吃的时候,就不要哄着喂,稍微饿一点也没有坏处,给脾胃休息的时间。

2. 给孩子吃温暖、好消化的食物

比如蔬菜粥、米油、软烂面条等,大鱼大肉、甜食,还有油腻、生冷的食物就不要给孩子吃了。

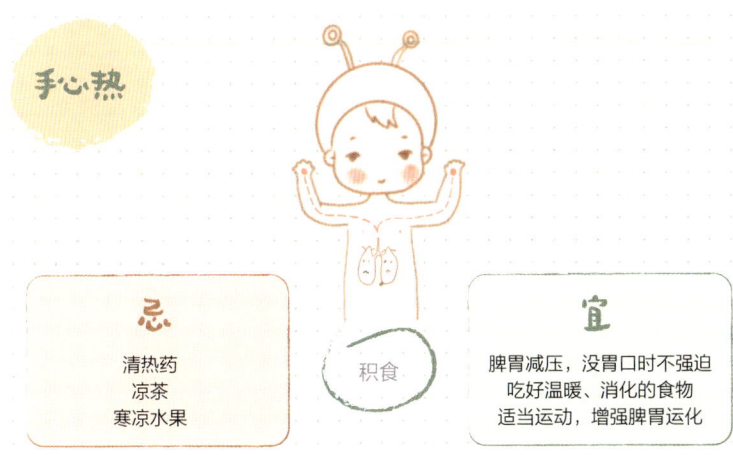

3. 让孩子适当多活动

总是坐着躺着不动,脾的运化会更差。

吃多了的时候多活动,能帮助脾胃更好地消化食物。

食疗方——"二焦汤",消食化积

焦山楂和焦麦芽(药店可以买到)各10克,加300毫升水,大火烧开后,转小火煮20分钟,凉温了之后,让孩子分2~3次服用,一般连服三天。

焦山楂,消食健胃、行气散瘀。尤其可以消肉食。

对于由于吃肉过多引起的积食和大便酸臭很有帮助。

焦麦芽,用于米、面食食用过多引起的积食。

这两种食材煮的"二焦汤"对于轻度积食引起的不消化有很好的帮助。

还是要提醒家长朋友,孩子积食不能完全依赖药物,正确喂养才是防止反复积食、养护脾胃的根本。

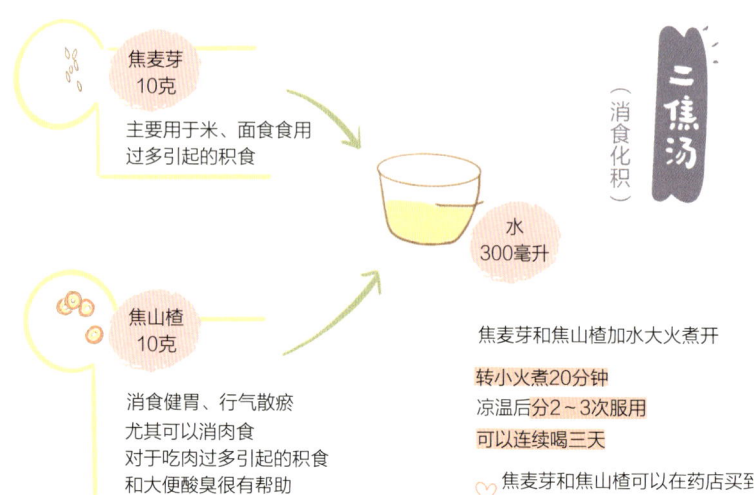

二焦汤
（消食化积）

焦麦芽 10克
主要用于米、面食食用过多引起的积食

焦山楂 10克
消食健胃、行气散瘀
尤其可以消肉食
对于吃肉过多引起的积食
和大便酸臭很有帮助

水 300毫升

焦麦芽和焦山楂加水大火煮开
转小火煮20分钟
凉温后分2~3次服用
可以连续喝三天

♡ 焦麦芽和焦山楂可以在药店买到

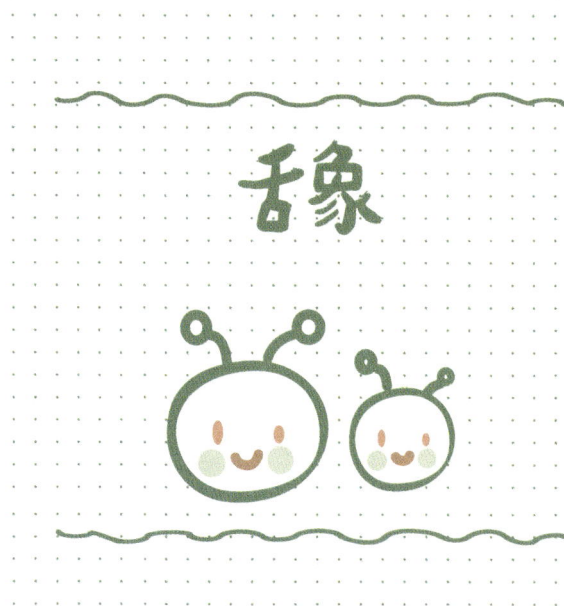

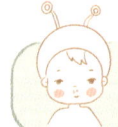

宝宝正常的舌象

要养护好宝宝的脾胃,正确喂养非常重要。

很多妈妈会疑惑,怎么才叫正确喂养呢?怎么知道是不是正确喂养呢?

这个时候就建议家长用"反馈式喂养"的方式来判断。

我也给大家准备了一份《宝宝喂养反馈日记》(第204页),方便大家来记录宝宝的日常饮食。

我们常常通过观察宝宝的大便、睡眠、食欲、舌象等的变化,来对宝宝的喂养进行调整。

其中,看宝宝的舌象让很多家长发愁,因为发现宝宝一伸舌头,根本看不懂。

别担心,现在我带大家一起来了解一下如何观察宝宝的舌象。

第一步,如何让宝宝正确地伸舌头就很有讲究

首先让宝宝张大嘴巴,然后把舌头自然地伸出来。

这里要注意,不要让宝宝太用力地伸舌头,也要避免伸出来时间过长,因为这样都会影响舌象的真实性。

对于小宝宝,没有主动性也不配合,我们可以尝试用奶嘴或者小勺子放在宝宝嘴边,引导宝宝张嘴或者伸舌头。

第二步,什么时候看,怎么看

- 最好在自然光下,空腹或者饭后一个小时看舌头
- 刚吃完饭和刚起床的时候不建议看舌头
- 吃了有颜色的食物或喝了饮品时不建议看舌头
- 灯光昏暗或者灯光带颜色的时候不建议看舌头

第三步，看什么？

可以从三个方面来观察宝宝的舌。

一看舌头的大小，二看舌头的颜色，三看舌苔的厚薄和颜色。

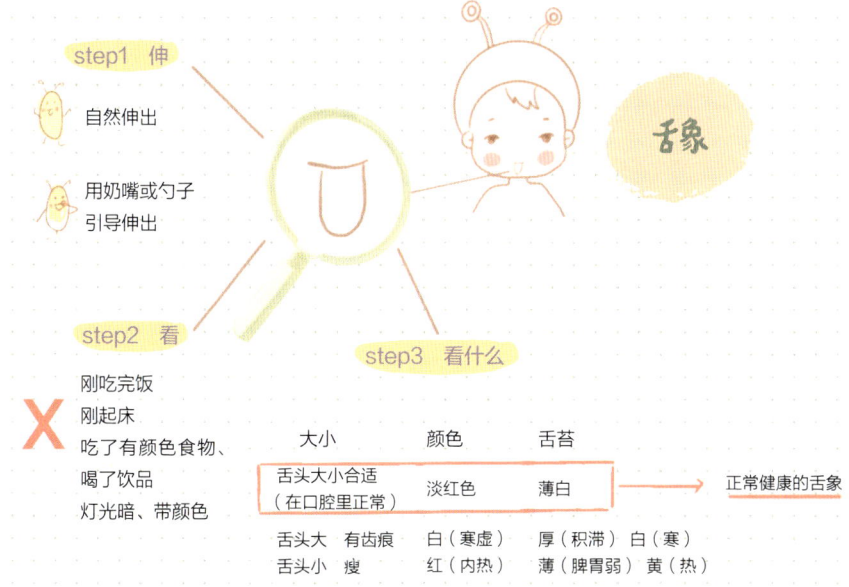

首先，来了解一下什么样的舌头是正常健康的宝宝舌象——淡红色。

这个淡红色其实比较难描述，因为是从淡白到红之间的一个渐变色，没有办法去量化。

可以通过经常观察宝宝的舌头，从中看出变化。

一般情况下，如果宝宝的舌头颜色越白、越淡，则说明宝宝体内有寒、有虚，是气血不足的表现。

如果宝宝的舌头颜色越来越红，说明宝宝体内有热，颜色越红，热越大。

所以，这个淡红色的度，家长在观察过程中就会慢慢体会到了。

舌苔是什么呢？

中医认为：舌苔，是胃气上蒸生成的。

正常的人会有一层薄薄的白苔，看上去不干也不湿，是人体胃气正常的一个表现。

现在大家应该了解看宝宝的舌头时，我们应该重点看什么了吧！

当然，想要真正学会看宝宝的舌象，多看、多积累是必须的。了解了宝宝正常的舌象是什么样的，就更容易判断出异常的舌象了。

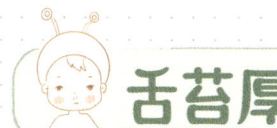 舌苔厚（白厚、黄厚）

有妈妈咨询："2岁多的宝宝，总是不好好吃饭，脾气很大，大便干燥，咳嗽起来半个月不好，舌苔总是厚厚的。"

舌苔厚厚的，尤其是舌头中间部位的舌苔厚，一般有两种可能性。

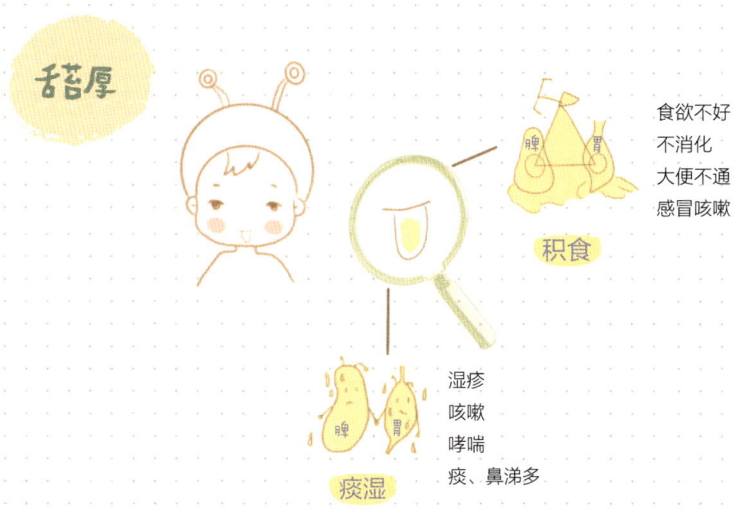

第一种，最常见的，宝宝积食了

吃进去的食物不能很好地消化，变成垃圾堆积在脾胃，脾胃的功能就会受到影响。

就好像一辆自行车，车轮上挂满了各种泥巴、废纸、烂菜叶子，骑起来一定会慢很多。

脾胃位于人体的中焦，中焦堵住了，上下都会受到影响。最常见的连锁反应就是上焦的肺气不往下走，肺气上逆，表现为咳嗽。

第二种，体内有痰湿了

对于宝宝来说，如果长期脾胃消化不好，脾胃虚弱，正常的水湿代谢不出去，就会变成痰湿。

这个痰湿停留在不同的地方，会表现出不同的症状。

痰湿留在皮肤里，会出现皮肤瘙痒、湿疹；痰湿停在肺里，会出现咳嗽、咳喘、痰多、鼻涕多等。

上面这个宝宝，舌苔总是厚厚的，说明脾胃的消化能力比较弱，所以食欲不好，不想进食，即使吃了也不消化，中焦堵住了，所以大便不通。脾胃弱的宝宝，肺气也不足，容易感冒咳嗽。

这个宝宝首先就要消积食、助消化。建议每天给宝宝做这几个小儿推拿的手法：

积食
食欲不好
不消化
大便不通
感冒咳嗽

养护

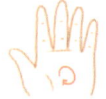

顺运内八卦

- 定　位：掌心内劳宫穴四周围一圈
- 手　法：顺时针运揉
- 操作数：100～300次
- 功　效：化痰理气

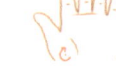

揉板门

- 定　位：掌面大鱼际处
- 手　法：按揉
- 操作数：100～300次
- 功　效：健脾和胃、消食化滞

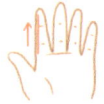

清大肠经

- 定　位：食指桡侧面，自指尖到指根呈一直线
- 手　法：由指根向指尖方向直推为清
- 操作数：100～300次
- 功　效：清肠通便

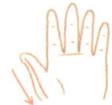

补脾经

- 定　位：拇指桡侧面从指尖到指根呈一直线
- 手　法：由指尖向指根方向直推为补
- 操作数：100～300次
- 功　效：健脾和胃、补益气血

舌苔厚厚的，有可能是又厚又白，也有可能是又厚又黄。

一般情况下，白厚代表脾胃有虚寒，黄厚代表有湿热。但是，也不绝对，因为我们还要参考舌头的颜色，还有宝宝的症状，才能综合判断。

不过可以肯定的是，如果宝宝舌苔厚厚的，脾胃的消化功能一定不好了，这个时候就要给宝宝脾胃减压了。

饮食一定要清淡、好消化，不用担心宝宝营养不够，因为即便你补充了很多营养，脾胃吸收不了也是没用，还会进一步损伤脾胃，形成恶性循环。

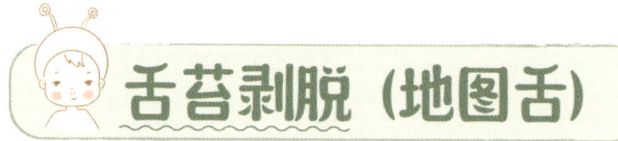

舌苔剥脱（地图舌）

地图舌，顾名思义，就是宝宝的舌苔看上去一块一块的，有的地方有舌苔，有的地方没有舌苔，看上去像地图一样，所以称为地图舌。

经常观察宝宝的舌头就会发现，地图舌的宝宝舌苔的形状和大小是会变化的，这种变化多与宝宝的身体和脾胃情况状况有关。

有个比喻很形象，舌苔跟苔藓的生长很像。

正常的舌苔需要几个条件：

阴凉　水分充足　营养供给充足

任何一个条件不满足了，舌苔都会出现异常。

比如，体内有热有火，不阴凉了；水分丢失了；营养供给不足，舌苔都会脱落、长不好。

那宝宝什么情况下会出现地图舌呢？常见的有这几种：

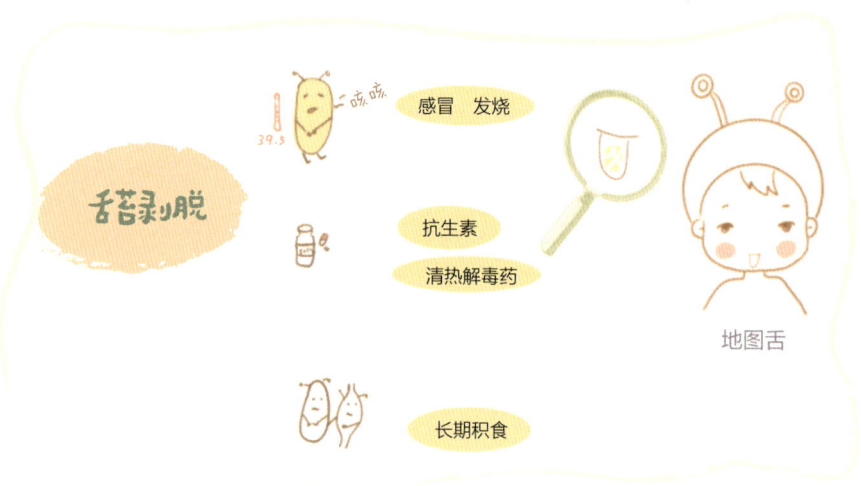

1. 感冒发烧之后

这是因为生病期间，耗伤了身体的津液，舌苔所需的水分不足，从而可能出现急性的剥脱苔。

这种地图舌，往往在宝宝的身体恢复之后能自行恢复。

2. 过度服用寒凉药物（抗生素、清热解毒药物）

有的宝宝生病时，服用了很多寒凉的药物，使得脾胃受损，营养供给不足，舌苔没有养分了，就会出现脱落。

这种地图舌，就需要停药之后好好调养脾胃才能恢复。

3. 长期反复积食

反复积食的宝宝往往脾虚，长期的营养供给不足，就会形成慢性剥脱苔。

这种地图舌的宝宝，不仅容易积食，还容易出现过敏体质。

这时调理起来就比较慢了，需要长期按照"反馈式喂养"的方式来正确喂养。

所以，宝宝出现地图舌，是身体给出的信号，提醒我们需要好好养护宝宝脾胃了。

地图舌宝宝的调理可以从以下几个方面着手：

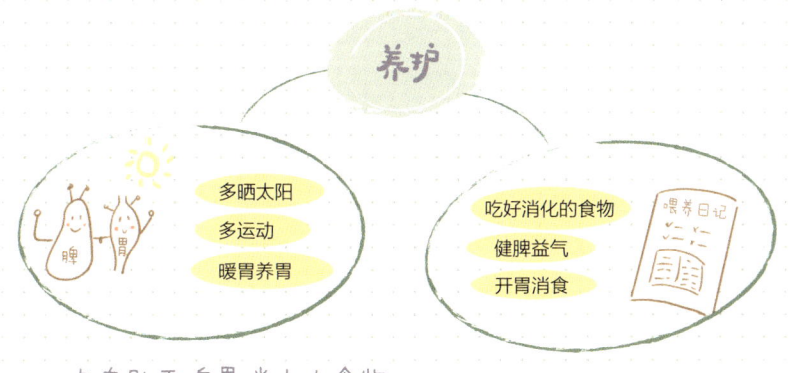

● 吃有助于脾胃消化的食物

在《补脾胃助消化的食物清单》（第197页）里，给大家列出了我们日常生活中可以帮助宝宝健脾益气、开胃消食的食物，家长可以根据自己的情况经常给宝宝食用。

同时，一定要注意减少脾胃的损伤，不损伤就是在保护脾胃了。

- 让脾胃暖起来

生冷寒凉的食物一定要少吃,让脾胃暖起来。

即使天气再热,宝宝的小肚子也一定要护着,天气凉的时候,让宝宝多晒太阳,多活动。

- 补足津液,稳定情绪

对于爱上火、脾气大、地图舌的宝宝,多数体内津液不足。

平时可以给宝宝吃一些滋阴润燥的食物。

推荐沙参玉竹排骨汤

沙参10克,玉竹10克,排骨500克,在砂锅中小火煮1个小时左右,出锅时加入少许盐。

沙参养阴润燥、清肺化痰;玉竹滋阴润肺、生津止渴。

同时,保证充足的睡眠,保持愉快开心的情绪,也是帮助宝宝恢复的非常重要的因素。

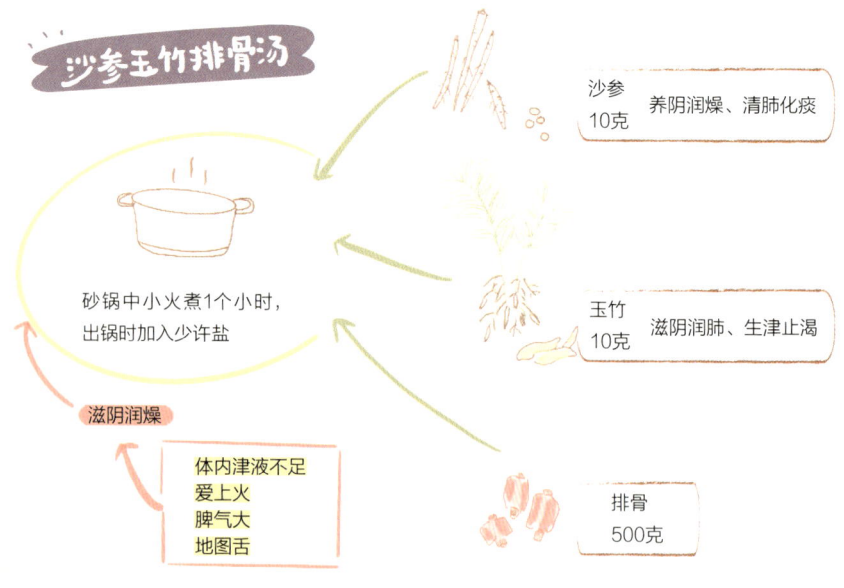

舌尖红，有小红点

经常看宝宝的舌头，妈妈们都练成了火眼金睛。

有一个妈妈在育儿群里问我："宝宝这两天舌头前面红红的，还有好多小红点，以前都没有的，需要怎么干预？"

中医认为：舌为心之苗，脾之外候，苔由胃气所生。

舌头跟五脏都是相关联的，舌头就像一面镜子，可以反映出身体内在的问题。

人的语言描述和感受有的时候会说谎，但是舌头不会。

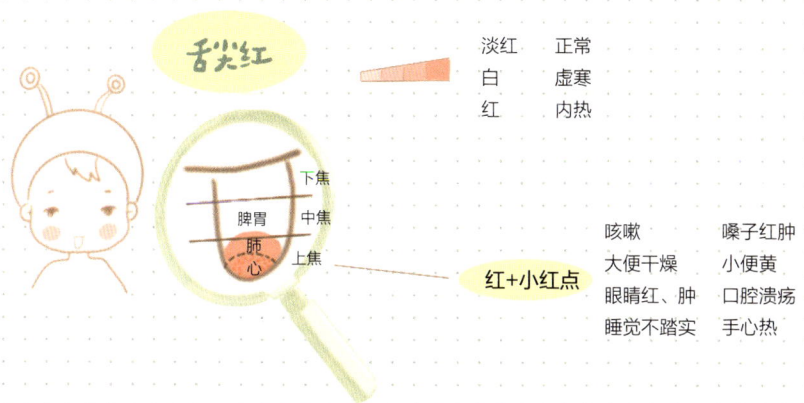

淡红	正常
白	虚寒
红	内热

咳嗽	嗓子红肿
大便干燥	小便黄
眼睛红、肿	口腔溃疡
睡觉不踏实	手心热

在前面跟大家说过，舌头的颜色从淡到红的渐变过程中，颜色越白、越淡，则说明宝宝体内有寒、有虚，是气血不足的表现。

颜色发红，说明宝宝体内有热，颜色越红，热越大。

舌头从前到后分成三部分，分别是舌尖、舌中和舌根，分别对应身体的上焦、中焦和下焦。

舌尖红、有小红点，多代表上焦的心肺有火。

当发现宝宝舌尖红，甚至是有小红点的时候，我们再找找宝宝最近的其他相关证据：

1	咳嗽
2	嗓子红肿、疼痛
3	大便干燥
4	小便黄
5	眼睛红、肿，眼屎多
6	口腔溃疡
7	睡觉不踏实，翻来覆去
8	手心热

如果宝宝同时有以上症状中的1个以上，那宝宝心肺有火的情况就比较明显了。内热久了还会耗伤津液。

清内热，滋阴清火，可以给宝宝做这两个小儿推拿手法：

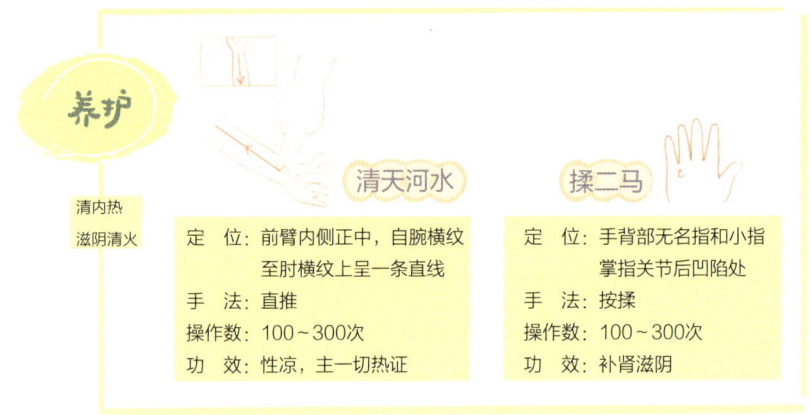

养护

清内热
滋阴清火

清天河水
定　位：前臂内侧正中，自腕横纹至肘横纹上呈一条直线
手　法：直推
操作数：100～300次
功　效：性凉，主一切热证

揉二马
定　位：手背部无名指和小指掌指关节后凹陷处
手　法：按揉
操作数：100～300次
功　效：补肾滋阴

清天河水清内热，可以用于一切内热；揉二马，滋阴清热，用于身体由于津液不足引起的虚火。

宝宝为什么会有内热呢？

最常见的还是积食，饮食积滞不消化，垃圾堆得时间长了，就会腐败产生郁热。

积食的宝宝很容易反复扁桃体发炎、咳嗽，就是这个道理。

所以，当我们发现宝宝舌尖很红，有的还有小红点，首先要做的就是让宝宝清淡饮食，不好消化的食物就别吃了，及早干预，避免疾病的产生。

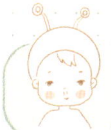
舌头胖大，齿痕舌

小小的嘴巴，大大的舌头，我经常这样来形容"胖大舌"。

有的宝宝张开嘴巴，伸出舌头，你就会吓一跳，那么小的嘴巴里，怎么能放得下那么大的舌头。

有的还会因为舌头太胖大，被旁边牙齿挤出了很多齿痕印，像给舌头围了一圈花边一样。

舌头胖大、有齿痕的宝宝，多数都是脾虚的宝宝。

我之前给大家打过一个比方，我们的脾就好像一个食物加工厂，把原材料加工利用之后，有用的营养物质留下来，没用的剩余的垃圾，就通过大小便、出汗等方式转运出去。

但是，如果脾虚了，这种加工转运的功能就会出问题。

不仅身体各个地方开始缺营养，体内的垃圾也运不出去，水湿、积滞开始堆积。

身体产生的这些废水多了，就会表现出舌头胖大，甚至是舌苔水滑、厚腻。

舌头胖大、有齿痕的宝宝，往往还有伴有这些表现：

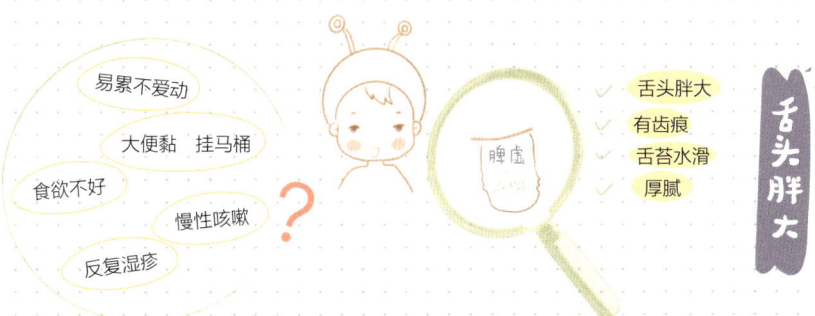

我们应该怎么帮助脾虚的宝宝调养呢？

1. 水果一定不要多吃

有的宝宝饭不好好吃，很喜欢吃水果。

家长也觉得吃水果不是坏事，爱吃就吃吧，结果宝宝脾胃虚寒的情况一直得不到改善，反而越来越严重。

绝大多数的水果都是生冷的，对于脾胃不好的宝宝来说，需要脾胃消耗更多的能量去消化，就会加重脾胃的负担。

2. 适当艾灸有帮助

艾灸可以温补阳气，祛除脾胃虚寒。

对于脾虚的宝宝，可以选择足三里和神阙穴（肚脐）来做艾灸。

养护

! 水果吃太多
加重脾胃负担

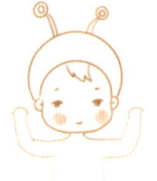

神阙穴

艾灸神阙穴

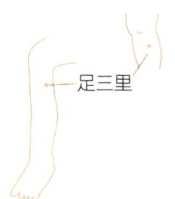

足三里

艾灸足三里

定位：肚脐正中
手法：艾灸
操作：艾灸5～10分钟
功效：改善脾胃虚寒、调理肠胃功能紊乱

定位：犊鼻穴下3寸，胫骨前嵴外一横指
手法：艾灸
操作：艾灸5～10分钟
功效：强壮穴、健脾和胃、理气消滞

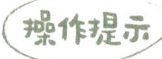

1. 艾灸时间不宜过长，一般5～20分钟
2. 艾灸时注意防止烫伤，不要一味追求热感
3. 一定要尊重宝宝的意愿，得到宝宝配合
4. 空腹时和刚吃饱时不要艾灸
5. 艾灸尽量在上午进行

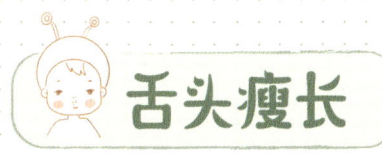

舌头瘦长

相较于胖大舌，还有一种瘦长瘦长的舌头。

对于舌头瘦长的宝宝，我们要根据具体情况来分析。

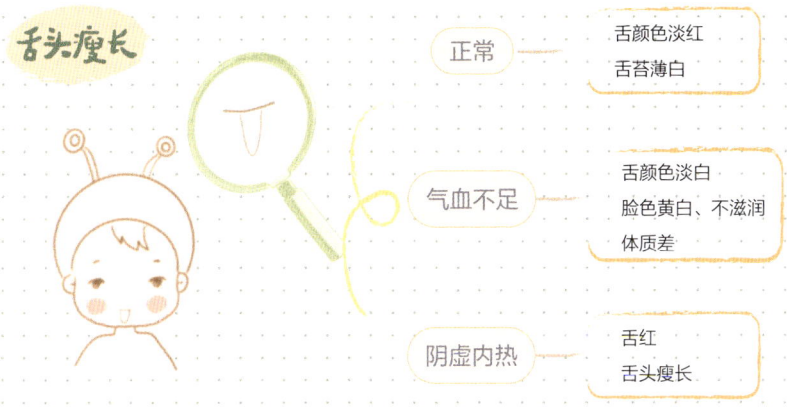

第一种：正常舌

舌头胖瘦长短的标准也是因人而异的。

每个宝宝长相不同，高矮胖瘦不同，同样舌头的形态也不会完全一致。

如果宝宝的舌头颜色淡红，舌苔薄白，即使宝宝伸出舌头看上去瘦长瘦长的，一般也属于正常舌象。

家长只需要经常观察宝宝的舌头，及时发现变化就可以了。

第二种：舌头瘦长且颜色淡白

舌头颜色白白的，没什么血色，多属于气血不足。

通常脸色也不好，发黄或发白，不红润，体质比较差。

对于气血不足的宝宝，在日常的喂养当中，一定要注意养护好脾胃。

吃东西要注意，吃软、吃暖、吃少。

不是让宝宝饿着，而是不要过量。

脾胃养好了，气血才能补起来。

第三种：舌头瘦长且颜色红

有的宝宝舌头伸出来像一条小蛇一样"吐着红色的信子"。

这种情况多属于有内热，同时身体的津液也缺少了。

小儿体质分类中的阴虚内热型宝宝很多就是这种舌象。

这种类型的宝宝，日常的调养可以参考第39页"小儿体质之阴虚内热型"的建议。

我把宝宝常见的几种舌象的特点给大家总结一下：

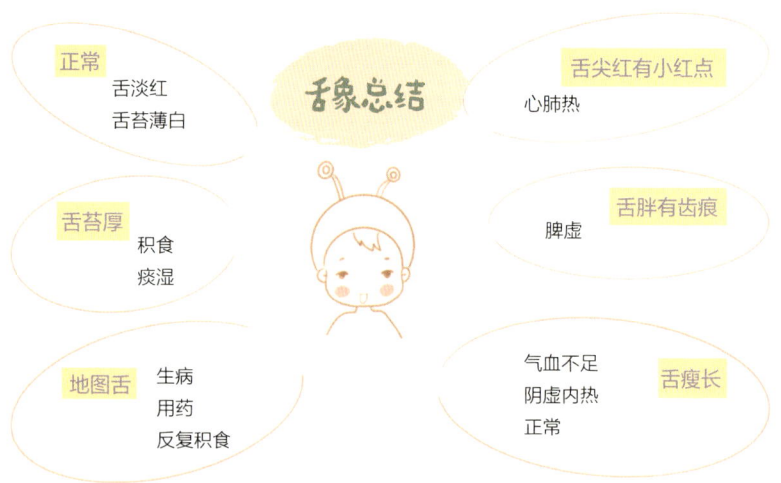

想要更好地利用舌诊，需要我们常常去看宝宝的舌象。

多看、多总结，慢慢就有经验了，相信大家都能做到的。

当然，舌象只是反映宝宝身体状况的一个参考，同时还应该结合宝宝的饮食、睡眠、大便、疾病症状等才能更全面、更准确地作出判断。

关于宝宝的"吃"

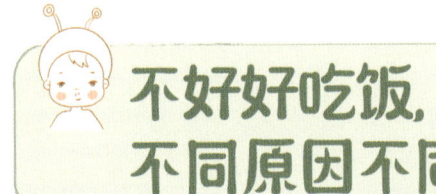

不好好吃饭，不同原因不同对待

中国人常说："民以食为天"。好好吃饭可是天大的事。

对于宝宝来说，就更是了，吃、喝、拉、撒、睡，排在首位的就是"吃"。

在门诊，经常会有家长焦急地问"宝宝总是不好好吃饭怎么办？"

我问家长："孩子喜欢吃什么呢？"

答案却是："好像什么都不喜欢吃。每天家里变着花样给孩子做饭，孩子就是看着饭菜不香，吃几口就不吃了。"

还有的宝宝，吃饭简直就是在锻炼家长。

宝宝在前面走，奶奶在后面追着喂，不喂不吃。

求着吃，追着喂，真不是解决问题的办法。

孩子吃饭不知道饥饱，你以为他还没吃饱，硬把一碗饭喂进去了，很有可能超过了宝宝本身脾胃消化的能力，吃多了也白吃，还会损伤脾胃。

要想把吃饭困难户变成名副其实的小吃货，首先我们就要先搞清楚宝宝为什么不想吃。

宝宝的脾胃就像是一辆运载着食物的汽车。

食物在脾胃正常的消化吸收作用下，把有用的营养吸收了，没用的垃圾最后通过肠道运送出去。

脾胃这辆小汽车在整个行驶过程中，只要任何一个环节出现问题，都有可能导致宝宝不爱吃饭。

汽车熄火了：宝宝没食欲不想吃，要先唤醒脾胃，打开食欲的开关。

汽车排量小：宝宝饭量小，脾胃弱，吃一点就饱。

汽车超载了：宝宝饭量时大时小，该卸载还是要卸载。

新车上路：宝宝爱喝奶不爱吃辅食，需要磨合期。

……

面对宝宝不好好吃饭，不同情况我们需要区别对待，那你家不好好吃饭的宝宝会是哪种类型呢？

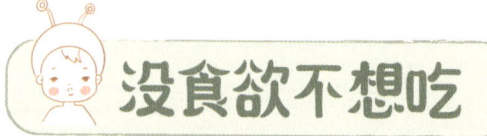

没食欲不想吃

有的宝宝从来没觉得饭菜香,到饭点了可吃可不吃。这类宝宝的脾胃就好像是一辆熄火的小汽车,怎么也打不着火。

要想把汽车开起来,首先就要启动。

让宝宝吃饭也是,帮助打开宝宝的食欲,也有一个开关,它就在宝宝的肚子上。

这个开关就是"中脘穴"

中脘穴是胃的募穴,是指胃在腹部对应的"开关"部位。

它可以主治各种脾胃疾病,比如食欲不振、积食、恶心呕吐、胃痛等。

所以,对于食欲不好的宝宝,可以每天坚持按揉,力度不需要很大,轻柔、缓慢、持续就可以,宝宝不会有任何不舒服的。

经常按揉中脘穴,可以增强脾胃的功能,改善宝宝的食欲,缓解腹胀,让宝宝胃口更好。

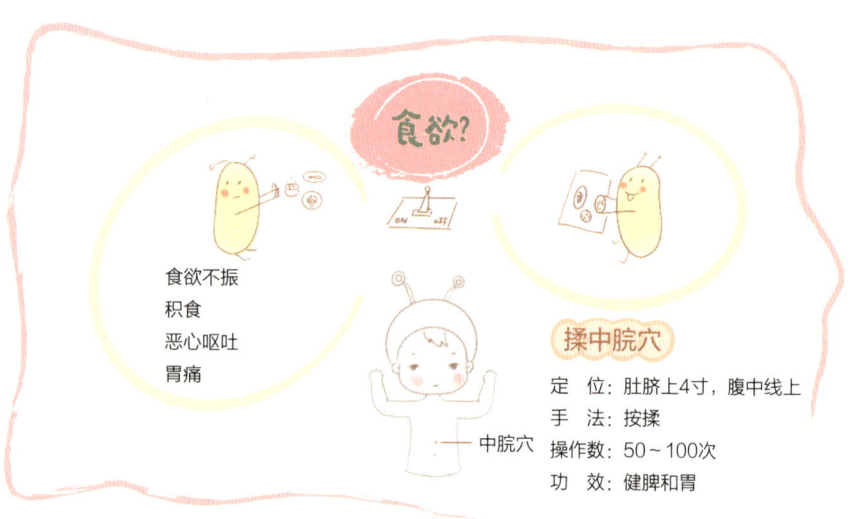

食欲不振
积食
恶心呕吐
胃痛

中脘穴

揉中脘穴
定　位:肚脐上4寸,腹中线上
手　法:按揉
操作数:50~100次
功　效:健脾和胃

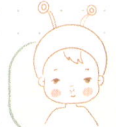 饭量小，吃一点就饱

有的家长问："我家宝宝一直吃得很少，从来也没吃多过，是不是也有什么问题呢？"

对于饭量小，吃不多就饱了的宝宝，需要分情况来对待。

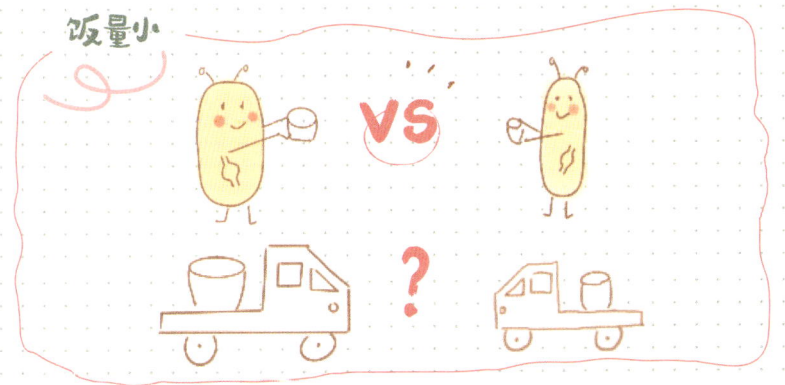

汽车分不同的排量，有大有小，宝宝的饭量也因人而异。

有的宝宝胃口壮，一顿吃一大碗，有的宝宝一顿吃一小碗。

到底吃多少算正常呢？

其实，只要关注和记录好宝宝的生长曲线，发育正常就不用太担心。

不用去纠结宝宝具体吃的量的多少，更不用跟别人家的孩子比。

但若宝宝吃得少、长得瘦小、体质偏弱，那就需要重视起来了。

这类宝宝往往脸色发黄、面色不红润、身体瘦弱矮小、头发无光泽，多属于脾胃虚弱。

脾胃虚弱的宝宝，就像是小汽车的发动机"排量比较小"。

对食物消化吸收的能力比较弱，食欲也就没那么好了，很可能吃一点就饱了，或者吃了东西容易肚子胀。

遇到这种类型的宝宝呢,家长一定不能着急。

因为脾胃虚弱相对来说是一个慢性的状态,不是说今天补一补,明天就能好,它是需要一点一点地调养的。

一般情况下,生下来就脾胃虚弱的孩子并不多,多数都是后天喂养不当、养育不当造成的。

脾胃虚弱的宝宝如何调养呢?

首先,最好的养护,就是不伤害。还记得我在之前给大家分享的损伤脾胃的那些坑吗?一定要先避坑啊!

再者,就是要给宝宝健脾益气、强健脾胃。这就好比是给宝宝脾胃这辆车在4S店做保养,让脾和胃能更好地同心协力工作。

这里推荐一套可以经常给宝宝做的健脾操,能够让脾胃更强壮,消化和吸收的功能更好。

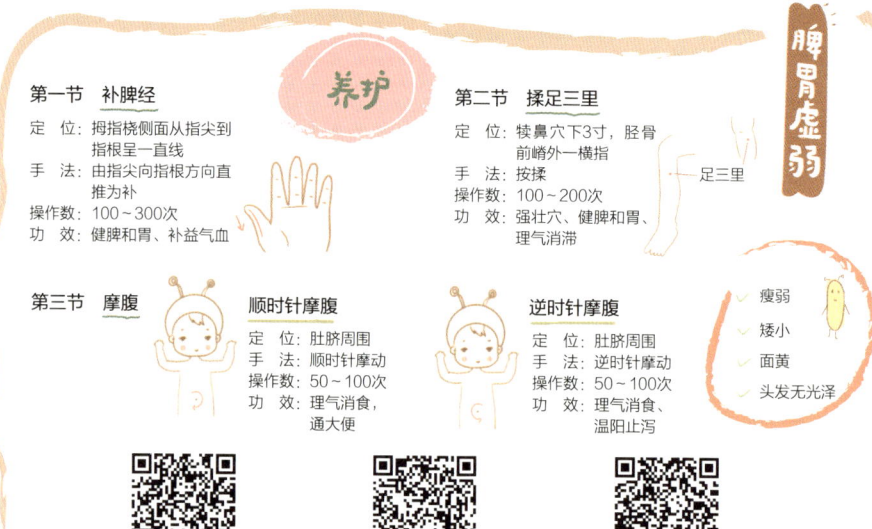

说到足三里，这简直就是养生保健界的明星。

有个比喻，叫作"一针足三里，等于吃一只老母鸡"。

可见足三里补益气血和调养脾胃的能力有多大。

对于孩子，我们可以以指代针，用按揉的方式来操作。

根据宝宝大便的情况来选择摩腹的方向，大便干的以顺时针摩腹为主，大便偏稀的以逆时针摩腹为主。不干不稀的，可以各做相同的次数。

做摩腹的时候，不需要用多大的力气，缓慢而渗透，效果最好。

一补脾经，二揉三里，三摩腹，强健脾胃操是不是很简单。

别小看简单的穴位操作，脾胃虚弱不是一天形成的，所以需要一点一点地调养，日积月累，功效就显现出来了。

饭量时大时小，一阵儿一阵儿的

在小儿推拿的训练营中，有一个学员问我："宝宝吃饭总是时好时坏的，有的时候吃得多，我还挺高兴，结果没两天就不爱吃了。总是这样一阵儿一阵儿的。"

这类宝宝往往就属于之前说的汽车"超载"宝宝。

如果宝宝遇到喜欢吃的，一次吃得太多，或者吃了特别不好消化的食物，比如烧烤、煎炸的肉食、薯条、薯片、蛋糕、巧克力等热量很高的食物。

那对于宝宝来说，这辆车装的太多，超载了。

脾就需要不停地加班加点去运化这些食物，如此一来，脾胃都在超负荷工作，运行速度一定会慢下来，再严重一点就可能直接熄火了。

你会发现宝宝食欲特别好之后的一两天都不太好好吃东西，就是这个道理。

这也是宝宝脾胃的自我保护方式之一。

有的宝宝的脾胃经过自我调整之后会慢慢恢复，但是，还有的宝宝就没那么幸运了。

脾胃超负荷工作之后，功能受到了损伤，如果没有及时去调养，就容易造成积食了。

这种类型的宝宝我们应该怎么办呢？

1. 饮食要有节制

宝宝在面对好吃的时候，很容易没有"饱"的概念。

这个时候家长就要帮孩子去控制，不要总是觉得"能吃是福"。

另外，在宝宝不想吃的时候，也不要总是哄着喂，偶尔饿一下不一定是坏事。

2. 给宝宝吃温暖、好消化的食物

比如粥、烂面条、清淡的蔬菜等，一些大鱼大肉、甜食，油腻、生冷的食物就不要吃了。这些食物会增加脾胃的负担，加重积食的状况。

3. 让孩子适当多活动

四肢的活动本身就可以帮助脾胃更好地消化食物。

4. 助消化、消积食的穴位——"四缝穴"

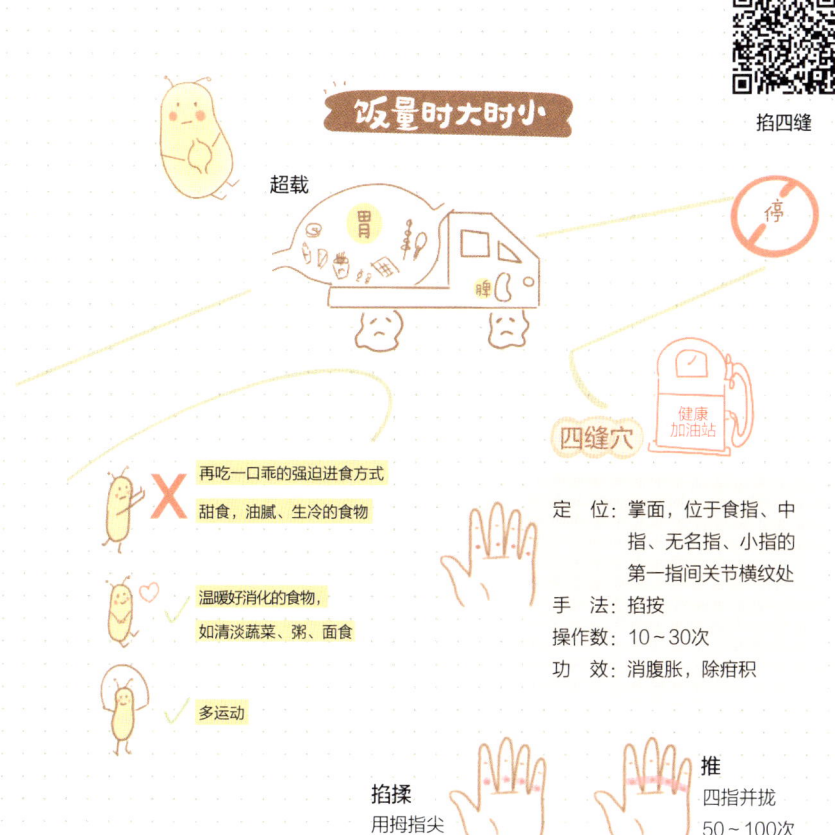

第一种：掐揉四缝穴

用拇指指尖，从宝宝食指的第一指间关节横纹开始，依次进行掐揉，每个手指掐揉10～30次。左右手共8个部位。有消积食、助消化、增强食欲的作用。

根据宝宝月龄的大小，越大的宝宝，次数越多。掐揉的力度一定要在宝宝可承受的范围内，不要用指甲使劲掐，太疼宝宝很难承受，同时效果也不一定好。力度只要让宝宝感觉稍有疼痛，但能忍受的范围就可以。

第二种：推四横纹

越大的宝宝推的次数就越多。有调理脾胃的气机、帮助消积食、清除胃肠积热等作用。

作为家长，我们心里要时刻有根弦，宝宝特能吃的时候别高兴太早，宝宝不想吃的时候别着急强喂。

多观察，多记录，发现问题及时调整，这样宝宝的脾胃才不会出大问题。

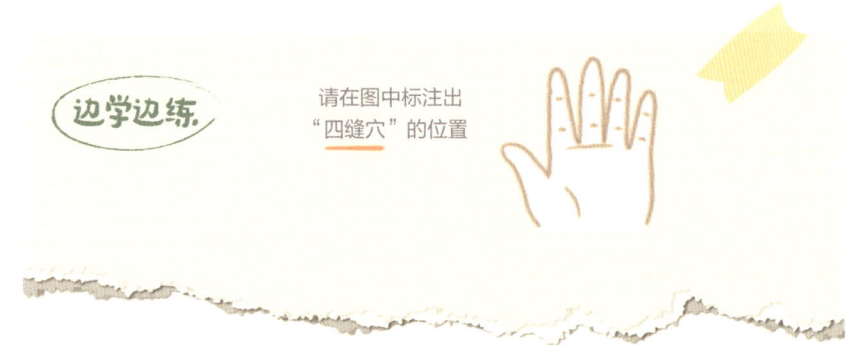

边学边练　　请在图中标注出"四缝穴"的位置

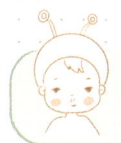
爱喝奶不爱吃辅食

有个妈妈咨询:"宝宝11个月,辅食吃得很少,每天给她变着花样做,可是吃几口就不吃了。反而是每天很想喝奶,喝母乳的频率很高,奶量也不少,真的是很苦恼。不知道该怎么办?"

宝宝喜欢喝奶,不喜欢吃辅食,这到底是为什么呢?

首先,我们可以从宝宝的角度来想想,奶和辅食的区别在哪里?

类别	口味熟悉度	费劲程度	消化吸收难易程度
母乳或奶粉	从出生就开始吃,最熟悉的食物	直接吞咽,省时省力	最容易消化吸收
辅食	从零开始接触,新鲜未知的口味	需要咀嚼,费时费力	消化吸收需要过程,有的不容易消化

随着宝宝月龄的增大,奶的营养已经不能满足宝宝生长发育的需求了。

那怎样才能让宝宝爱上吃辅食呢?

一、明白给宝宝添加辅食的重要性

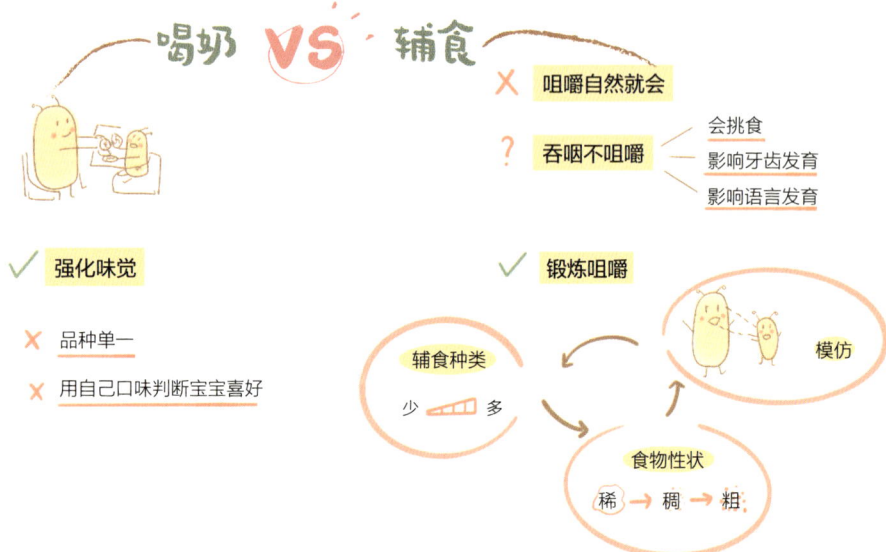

1. 丰富宝宝的味觉刺激，强化味觉功能

刚开始添加辅食的宝宝，还没有好吃与难吃的区别，应该让宝宝去尝试不同食物的原始味道。

尽量选择多品种的蔬菜水果给宝宝逐渐添加，让宝宝适应各种味道。

这对于宝宝以后是否挑食、偏食有很大的影响。

这个时候家长容易出现的问题就是：

● 品种过于单一

有的家长只给宝宝添加一些好做的蔬菜，比如南瓜泥、土豆泥、胡萝卜泥。但菜花、豌豆、菠菜、番茄就吃得很少。

● 用自己的口味来判断宝宝的喜好

你觉得难吃的食物宝宝不一定不喜欢吃。如果轻易断定某种食物宝宝不爱吃，这样很容易导致宝宝日后挑食。

2. 宝宝咀嚼能力的训练

宝宝的咀嚼能力是需要有意识地不断训练的，强化咀嚼能力对宝宝很重要。

- 通过咀嚼可以把较硬食物磨碎细化，促进口腔消化液的分泌，有利于食物的消化吸收，减轻了对胃肠消化的负担
- 咀嚼的过程对宝宝牙齿的发育、面部以及口腔肌肉的锻炼都非常有帮助，有助于促进宝宝语言能力的发育
- 咀嚼的过程对大脑的发育有很好的促进作用

有的家长认为，孩子的咀嚼还需要锻炼吗？到了年龄自然就会了。

不是这样的。

如果在添加辅食的阶段没有得到很好的锻炼，习惯吃些不需要怎么咀嚼就可以直接吞咽的食物，不仅容易出现挑食，还会影响牙齿的发育和语言能力等。

咀嚼能力怎样才能得到训练呢？

添加辅食的时候，遵循食物的种类由少变多，食物的性状由稀变稠、由细变粗的原则。

当宝宝在吃辅食的时候，你可以对着宝宝做出比较夸张的咀嚼动作，让她来模仿。

3. 让肠道提高除奶以外的固体食物的消化吸收能力

在给宝宝添加辅食的初期，每一种类的辅食，一般连续吃3~5天，如果宝宝没有出现呕吐、腹泻等不适症状，说明这种食物宝宝的胃肠道可以适应。

然后再开始换第二种食物。

如果宝宝出现呕吐、腹泻等胃肠不适的情况，就要先把添加的这种食物停掉。

等肠道恢复了之后再添加新的食物。

这样宝宝的肠道可以慢慢适应越来越多的食物，也会减少日后发生消化道疾病以及过敏性疾病的可能。

二、把不爱吃的放前面

如果宝宝爱喝奶不爱吃辅食，那我们就要把辅食和奶的先后顺序安排好。

当宝宝饿的时候，先给宝宝吃辅食，不想吃了再给喝奶，直到吃饱了。

挑食，不爱吃蔬菜

在门诊经常会接诊到挑食的孩子。

当问到孩子每天都喜欢吃什么的时候，家长们往往就开始抱怨："最不喜欢吃绿叶菜，也不喜欢吃胡萝卜，所以这些一般都不做，做了也不吃"。

孩子为什么会挑食呢？

其实，挑食并不是孩子自己一个人的主观原因造成的，而是由心理因素、家庭环境、脾胃功能等多方面因素综合形成的。

挑食原因

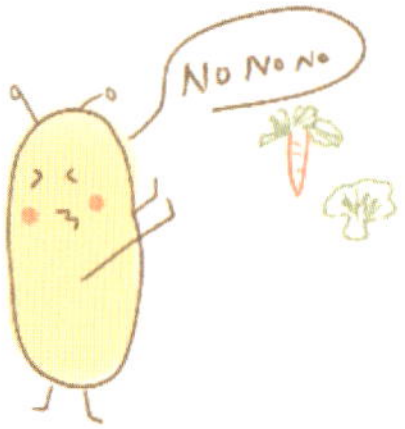

溺爱	不好的饮食习惯
单一	家庭饮食结构不够多样
辅食	种类不丰富，错过味觉发育期
咀嚼	咀嚼锻炼不够
零食	零食多了影响正餐
脾胃	脾胃弱，胃口不好

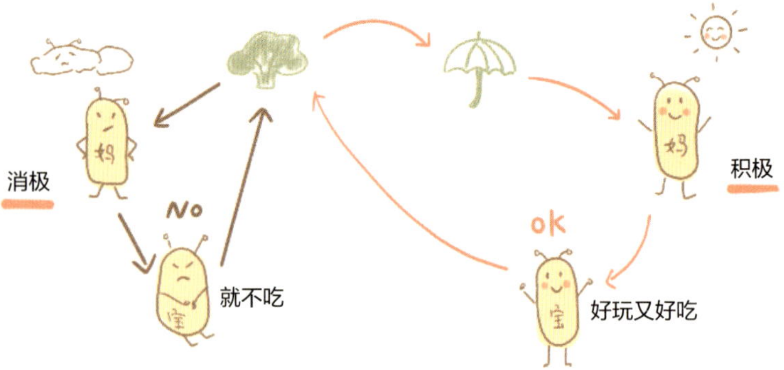

消极　就不吃

积极　好玩又好吃

最常见的原因有这几点：

- 开始添加辅食的时候，种类不够丰富，错过了宝宝味觉发育最快、最好的阶段，导致很多味道的食物不能接受
- 家长过于溺爱，宝宝喜欢吃什么总是有求必应，没有帮助孩子纠正不好的饮食习惯
- 家庭的饮食结构过于单一，不够多样，孩子慢慢就习惯只吃常吃的几种蔬菜
- 宝宝的咀嚼能力不好，需要不断咀嚼才能吞咽的蔬菜就不爱吃
- 平时零食吃得比较多，正餐时不想吃
- 脾胃功能差，胃口不好

有一次朋友带孩子来我家吃午饭，朋友看到我炒的菜花马上就说："她最不喜欢吃菜花了，愁死了，一口都不吃。"

我笑着把菜花夹到我家姐姐的盘子里，说："小姐姐最喜欢吃菜花了，你不觉得菜花长得像一把小雨伞很可爱，吃起来味道也很特别吗？"

我家姐姐大口吃了一个菜花，笑着对小妹妹说："真的很好吃呀"。

小朋友看着小姐姐吃的样子，自己也主动夹了一个放在碗里。

面对挑食的宝宝，很多时候家长要用==积极的态度对待和引导==，宝宝就可能朝着积极的一面发展。

相反，如果总是暗示和强化缺点，宝宝更容易朝着这个负面的方向前进。

这样，对帮助孩子纠正不良习惯没有一点帮助，反而让这个坏习惯根深蒂固。

不妨陪着孩子一起感受食物，比如一起去超市买菜，让宝宝帮你找到某种蔬菜，一起洗菜，一起做饭，也可以跟宝宝一起看有趣的英文动画片，来了解食物、认识食物，从而喜欢上它。

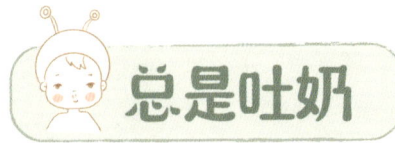

总是吐奶

当我还是个新手妈妈的时候,第一次看到奶从宝宝的口鼻一下子涌出,着实吓了一跳。

宝宝从出生到大约6个月这段时间,时不时出现吐奶,但吐奶后进食正常,没有任何不舒服,生长发育也正常,家长就不需要太过担心,多数情况是生理性的。

主要是由于小月龄宝宝的胃部发育不成熟,食道下端与胃上端连接处的肌肉力量比较薄弱,当腹腔压力一高就会出现胃食管反流的情况。

6个月之后,约90%的宝宝吐奶情况会得到缓解。

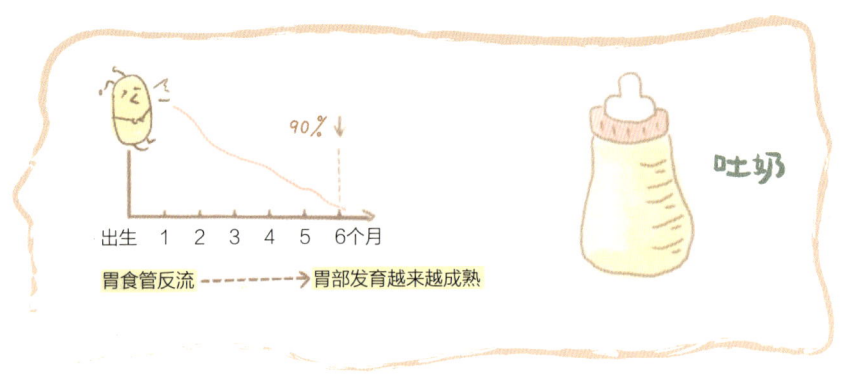

我们可以通过下面这些方法来减少宝宝吐奶:

● 喂奶不要太急太快

母乳喂养要注意控制奶阵,防止母乳太冲。

奶粉喂养时,要把奶嘴出口调小一些,防止奶量过急。

● 含乳头姿势要正确

母乳喂养时要含住整个乳晕,奶瓶喂养时奶要充满整个奶嘴,避免宝宝吸入过多空气。

- 宝宝哭闹的时候不要喂奶

宝宝哭闹时喂奶，很容易吸入过多空气，引起吐奶。

- 喂奶后拍嗝

宝宝喝奶后，竖抱起来，空心掌拍嗝。

- 喂奶后右侧卧位

宝宝拍嗝后放在床上，把上半身垫高一些，然后让宝宝右侧卧位。

这样奶就更容易往下走，可以缓解吐奶和避免吐奶后呛咳的风险。

对于经常吐奶和呕吐的宝宝，可以常给宝宝做这个小儿推拿手法：

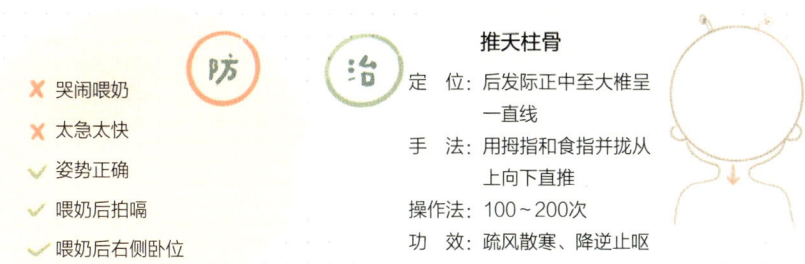

推天柱骨
定　位：后发际正中至大椎呈一直线
手　法：用拇指和食指并拢从上向下直推
操作法：100~200次
功　效：疏风散寒、降逆止呕

防：
✗ 哭闹喂奶
✗ 太急太快
✓ 姿势正确
✓ 喂奶后拍嗝
✓ 喂奶后右侧卧位

提醒大家，如果宝宝频繁吐奶，还伴有下面的情况，就需要排除是否有食物过敏的情况。

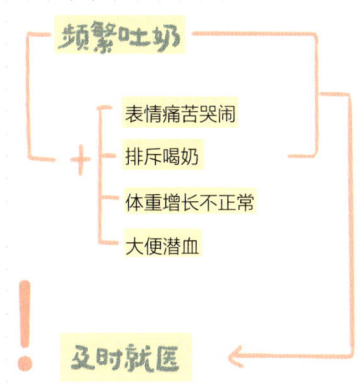

频繁吐奶 + 表情痛苦哭闹 / 排斥喝奶 / 体重增长不正常 / 大便潜血 → 及时就医

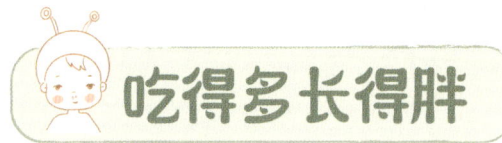

吃得多长得胖

"胖嘟嘟的真可爱""小孩儿胖点好""胖胖的有福气"……

传统观念认为小孩子就是要胖一些,但其实儿童超重肥胖的危害可不小。

2021年7月,中国疾控中心营养学首席专家赵文华介绍,我国6~17岁的儿童青少年超重肥胖率近20%,6岁以下儿童超重肥胖率超过10%,6岁以下儿童超重肥胖的问题,农村超过了城市。中华人民共和国国家卫生健康委员会《体重管理指导原则(2024年版)》预测,若不干预,2030年儿童超肥胖率将达31.8%(即平均每3名儿童中1人超重或肥胖)。

可见,中国胖宝宝的人数非常庞大。

肥胖到底对儿童有哪些危害呢?

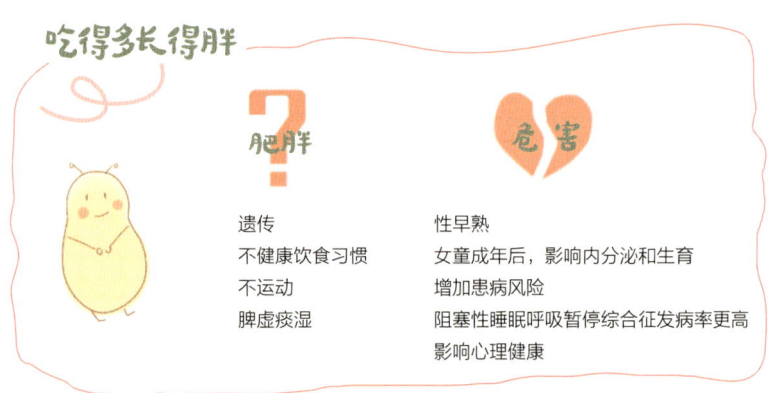

2岁以内的宝宝,肥胖绝大多数是由于喂养过度和营养过剩引起的。

当然,肥胖也有明显的遗传倾向,如果父母双方都肥胖,那子女们有53%的机会成为大胖子。

如果父母有一方肥胖,孩子肥胖的概率下降到40%。

可见，胖与不胖，大约有一半的概率可以通过后天人为因素来改变。

对于肥胖的儿童来说，要杜绝不健康的饮食习惯，比如高糖饮料、甜食、快餐等，同时每天要增加体育锻炼。

中医认为，儿童肥胖跟身体脾虚痰湿过剩有关。

推荐这几个小儿推拿的手法，健脾祛湿，可以经常给孩子做，强健脾胃的同时还能减脂瘦身。

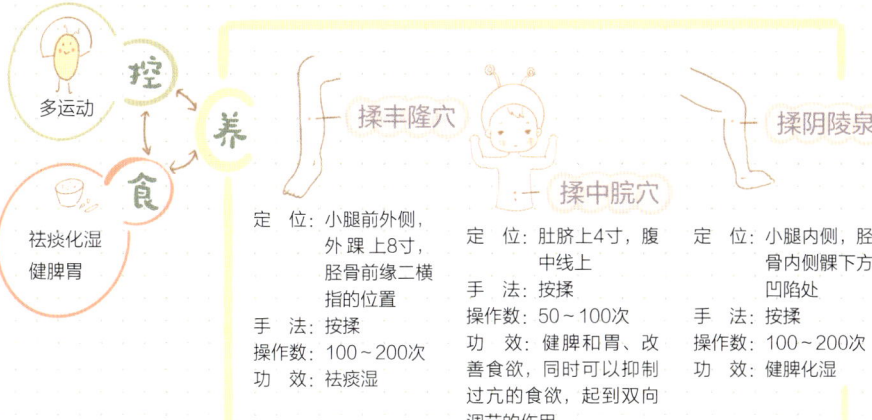

同时每天最好保证半个小时以上的有氧运动，平时的饮食要清淡好消化，推荐一款健脾祛湿的食疗方：

山药薏米粥

食材：新鲜山药60克（或者中药怀山药15克）、薏米30克、粳米100克。

做法：新鲜山药切成块，与薏米和粳米一同放入锅中，加350毫升水，熬煮成粥。

也可以将中药怀山药煮水后，取山药水与薏米和粳米同煮成粥。

如果孩子平时容易胀气，还可以在粥中加入3~5片白萝卜，顺气消食。

山药健脾益气，薏米健脾祛湿，可以帮助孩子强健脾胃、祛痰化湿。

孩子成长过程中，健康均衡的饮食习惯和积极的体育锻炼，都能帮助其有效的控制体重。

预防肥胖，要从娃娃抓起。

山药薏米粥

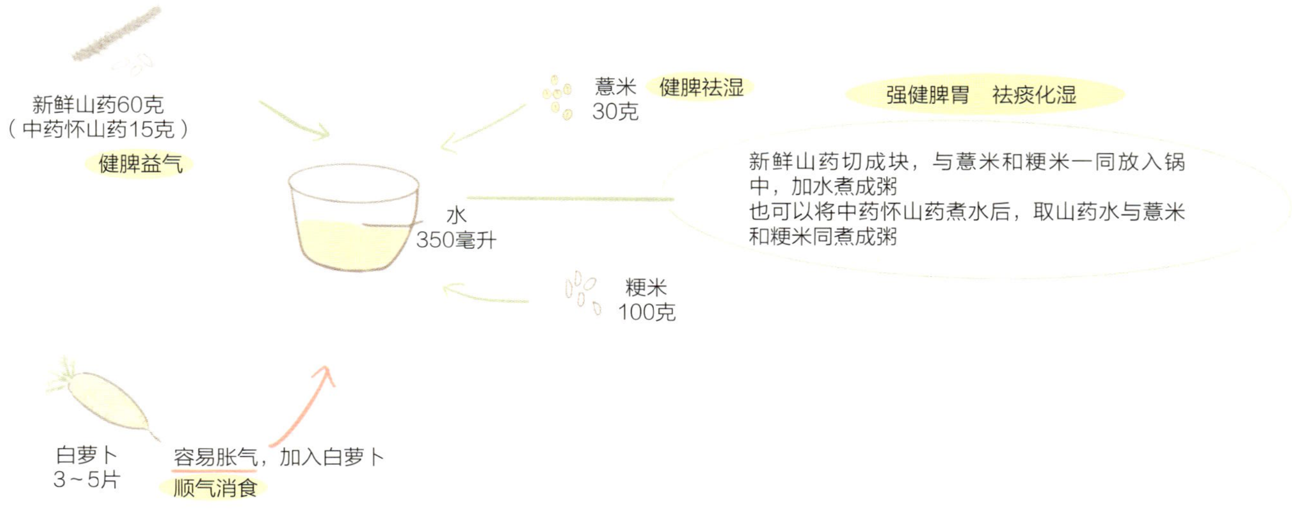

新鲜山药60克
（中药怀山药15克）
健脾益气

薏米 30克
健脾祛湿

水 350毫升

粳米 100克

白萝卜 3~5片
容易胀气，加入白萝卜
顺气消食

强健脾胃 祛痰化湿

新鲜山药切成块，与薏米和粳米一同放入锅中，加水煮成粥。

也可以将中药怀山药煮水后，取山药水与薏米和粳米同煮成粥。

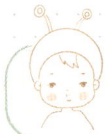
吃得多却不长肉

经常有家长问这样的问题："孩子食欲特别好，吃得也多，可是不见长胖，个子也长得慢，是脾胃不好？还是肚子里有寄生虫？还是缺什么微量元素呢？"

孩子吃得多却不长肉，到底是怎么回事呢？

第一种情况：俗称"稀汤灌大肚"

我们往往习惯关注孩子吃了多少量，吃了一碗还是两碗，但是这个进食量，家长要清楚"绝对进食量"和"相对进食量"是有区别的。

绝对进食量低，我们是比较容易判断的。

比如，孩子确实没什么食欲，吃几口就不吃了，看着确实食量很少。

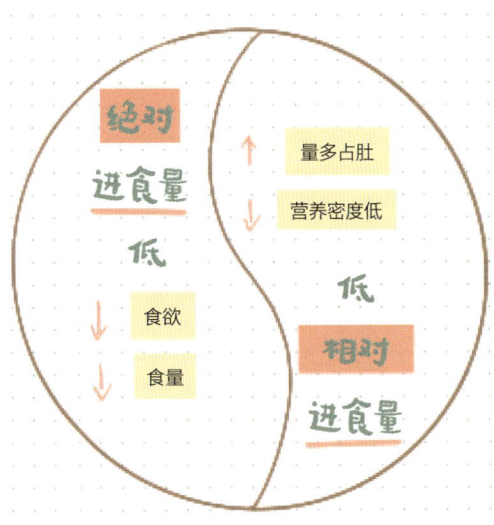

但是相对进食量,就不太容易判断了。

主要是指营养密度很低,没有办法满足孩子生长发育的营养需求。

比如,总是让孩子吃稀粥、果汁、肉汤、汤泡饭等等,量不少,很占肚,但实际上营养完全不够。

这里给大家三点建议:

- 每顿饭中,粮食的含量最好占总量的一半
- 早中晚三餐中,要保证既有蛋白质(肉蛋奶)也要有蔬菜
- 吃水果,少喝果汁。吃肉,少喝肉汤

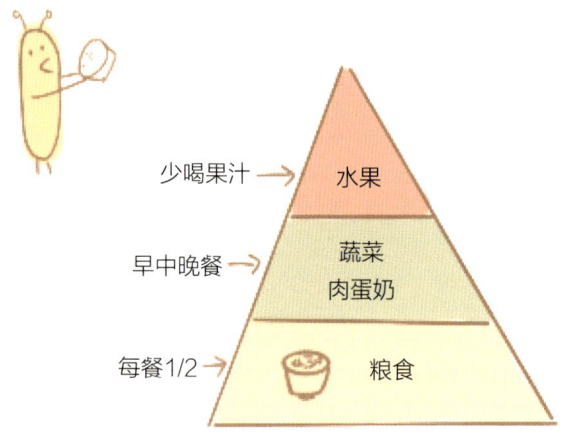

第二种情况:俗称"胃强脾弱"

简单来说就是:长了个吃货的胃,却没有吃货的脾。

胃是负责受纳、腐熟水谷的。

脾是负责消化和吸收食物,再把转化来的营养运送到全身。

胃强脾弱是怎么回事?

胃的腐熟水谷的能力很强,但脾的消化吸收能力跟不上。

吃进去的食物并没有消化吸收转化成营养物质被身体吸收,反而增加了脾的负担。这样就会导致,吃得越多越不消化,形成恶性循环。

"胃强脾弱"的宝宝有什么特点呢？

- 吃饭很快，咀嚼次数少
- 肚子比较大，相对四肢比较瘦，没什么肌肉
- 大便可能比较干硬，量也不多，或者先干后稀
- 脾气大，烦躁，爱哭闹
- 睡觉翻来覆去，或者跪着睡，夜里醒来次数多
- 舌质偏红，舌苔中间偏厚

如果符合以上6项中的3项以上，那孩子很可能就属于胃强脾弱了。

如果宝宝食欲好、吃得多，睡眠、大便、舌象和精神状态都很好，生长发育也基本正常，家长可以不用太过担心。

但是，如果宝宝因为脾胃功能紊乱，出现免疫力低下、反复生病（如感冒、发烧、咳嗽等），同时精力过于旺盛、好动、注意力不集中，家长就需要及时帮助宝宝调整了。

"胃强脾弱"的宝宝应该怎么调理呢？

1. 正确喂养

小马拉大车，太久了小马一定会累垮的。

所以，吃得太多会损伤脾胃，相反，吃个七八分饱，给脾胃留有余地就是在补养脾胃。

- 控制好宝宝的饮食量

这个说起来容易，做起来难。

不给吃不行啊，孩子会哭闹。家长可以尝试给孩子吃一些容易饱腹的食物，比如馒头、红薯、南瓜等。

慢慢帮助宝宝调整，让宝宝知道不能没有限制的吃。

- 及时补救

某一餐吃多了，下一餐就要马上调整，给孩子一些容易消化和清淡的食物，给脾胃休息的时间。

2. 增加运动

运动是一种很好地助消化、强化脾胃功能的方式。

尤其是当孩子吃得多，吃完了就喜欢坐着和躺着，这个时候让宝宝在两餐之间多活动，有助于更好地消化吸收。

3. 配合小儿推拿的手法

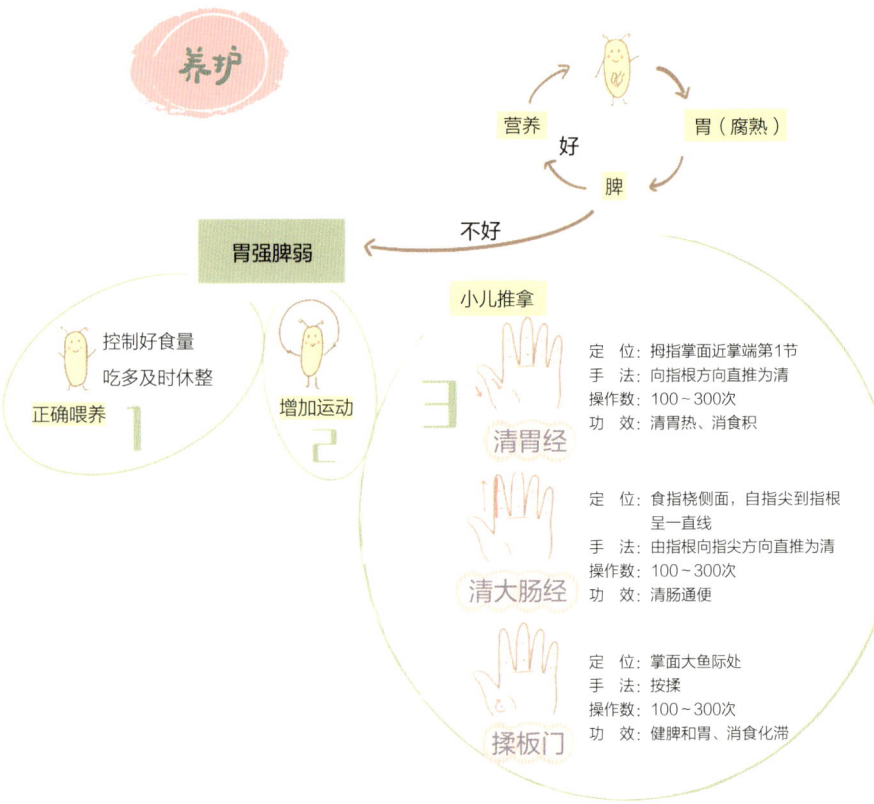

这几个推拿手法，可以给孩子一周做 2～3 次。

总结一下，当你发现孩子吃得多却不长肉的时候，首先从饮食结构找找原因，然后再看看孩子是否符合胃强脾弱的几个特征。

分析判断好了，再着手帮孩子调理。

调理和改善脾胃是个慢功夫，需要家长有足够的耐心哦！

厌奶

在育儿群里有个妈妈着急地咨询:"5个月的宝宝突然不爱喝奶了,原来160毫升,现在喝不到100毫升,宝宝是不是到了厌奶期了?怎么办呢?"

宝宝出现不爱喝奶的表现,先别急着增加喂奶的频率,也别变着法儿地哄喂,先来排除一下有没有这些原因。

1. 宝宝快出乳牙了

牙萌出时,口腔和牙龈不舒服,宝宝会烦躁,不爱喝奶。

2. 肝肾疲劳工作

3个月之后的宝宝胃肠道吸收能力增强,从奶中吸收蛋白质的能力增强,从而增加了肝肾的工作量,容易造成疲劳工作,就会表现出食欲下降、厌奶。

3. 宝宝出现咽喉炎、口腔溃疡等情况

4. 宝宝胃肠不舒服

腹痛、腹泻、发烧、感冒鼻塞等都会出现厌奶。

5. 宝宝积食了

看看宝宝的舌头,如果舌苔厚、口气大,还要排除喂养过度引起的积食。

这个时候应该怎么办呢?

- 如果发现宝宝口腔和咽喉部有异常,及时就医
- 一定不要强喂,可以尝试少量多次喂奶,以免让宝宝对喝奶产生厌烦心理,延长了厌奶的时间
- 准备一些牙胶、磨牙棒,对于出牙期的宝宝,可以缓解宝宝口腔的不舒服
- 适当增加宝宝的活动量

小月龄的宝宝可以尝试让宝宝趴着，练习抬头和翻身，增加宝宝的活动量，总之，不要总是抱着。

● 积食的宝宝

不仅不要增加喂奶量，还要适当减少喂奶量，以减轻脾胃的负担。同时配合小儿推拿来改善积食。

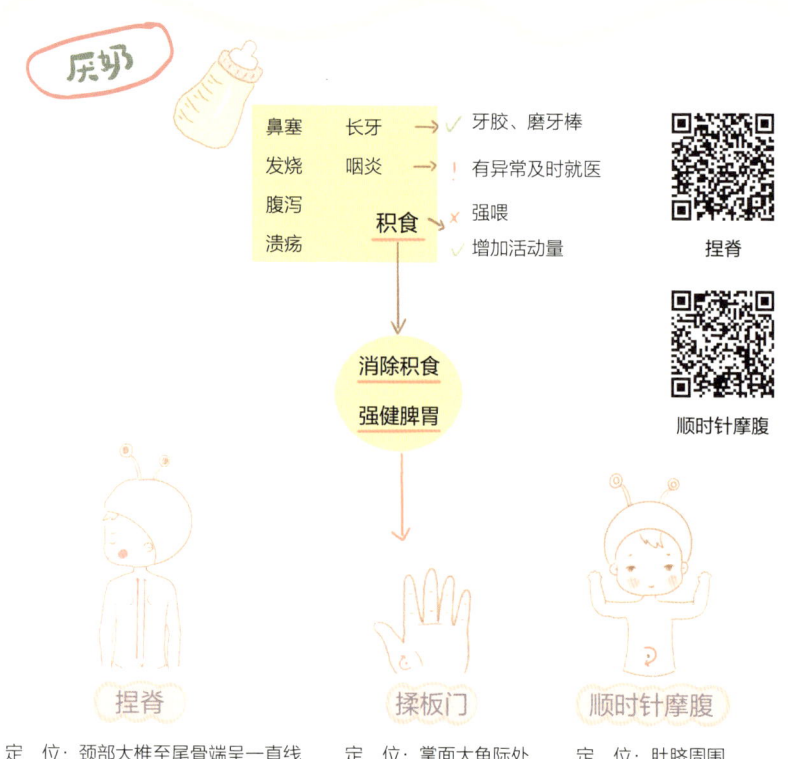

定　位：颈部大椎至尾骨端呈一直线
手　法：拇指、食指、中指三指捏起，做擀皮法、卷皮法、三捏一提法
操作数：5~10次
功　效：调和气血、改善脏腑功能

定　位：掌面大鱼际处
手　法：按揉
操作数：100~300次
功　效：健脾和胃、消食化滞

定　位：肚脐周围
手　法：顺时针摩动
操作数：50~100次
功　效：理气消食，通大便

面对厌奶的宝宝，家长要放松心态，过度的紧张和焦虑反而会让宝宝感受到不愉快，从而产生抗拒。

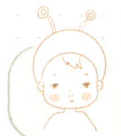
关于宝宝的"吃"看这一篇

说了这么多关于宝宝吃的问题,给大家总结一下:

现象	为什么	怎么办
没食欲不想吃	食欲没被唤醒	● 打开食欲的开关——按揉中脘穴
饭量小,吃一点就饱	一部分是正常的 一部分属于脾胃虚弱	● 正确喂养:不损伤脾胃 ● 健脾益气、强壮脾胃:补脾经、揉足三里、摩腹
饭量时大时小,一阵儿一阵儿的	错误喂养方式,积食了	● 饮食要有节制 ● 吃温暖、好消化的食物 ● 适当多运动 ● 助消化消积食:四缝穴
爱喝奶不爱吃辅食	辅食添加不科学	● 制订新的辅食添加的计划 ● 把辅食放在喝奶前面
挑食,不爱吃蔬菜	宝宝味觉没打开、饮食习惯不好、脾胃差	● 丰富饮食结构 ● 养成好的饮食习惯 ● 帮助宝宝认识和了解食物
总是吐奶	发育不完善	● 调整喂奶姿势和方法 ● 止吐:推天柱骨
吃得多长得胖	喂养不当,营养过剩	● 健脾祛湿:按揉中脘穴、按揉丰隆穴、按揉阴陵泉 ● 食疗方:山药薏米粥

续表

现象	为什么	怎么办
吃得多却不长肉	相对进食量少、胃强脾弱	• 调整饮食结构 • 清胃热、健脾胃：清胃经、清大肠经、揉板门
厌奶	积食	• 不要强喂，给脾胃减压 • 健脾胃消积食：捏脊、揉板门、顺时针摩腹

宝宝能不能好好吃饭，不仅仅跟"吃"本身有关。

还跟宝宝自身的脾胃功能、饮食结构、喂养习惯、运动锻炼、家庭环境等很多因素相关。

我们不能只盯着吃进去多少量，还要细心观察，找到真正影响宝宝不好好吃饭的原因。

关于宝宝的"便便"

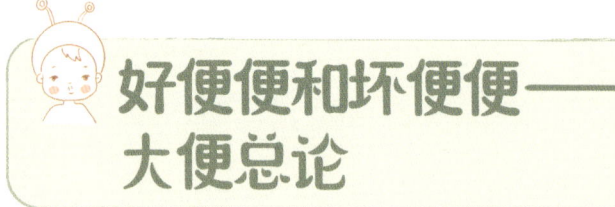

好便便和坏便便——大便总论

当妈之后不自觉地养成了很多习惯,其中一个就是喜欢观察宝宝的便便。

干的还是稀的,发黄还是发绿,有时还会用个小棍扒拉扒拉,看看有没有未消化的食物?

稍微有点不一样,就担心是不是出什么问题了。

宝宝的大便就是妈妈心情的晴雨表。

那好便便和坏便便有什么区别呢?

宝宝的好便便一般有这样的特征

颜色上来说,棕黄色、黄绿色、绿色、金黄色的便便,基本都是正常的好便便。

形态上来说,香肠便是比较正常的,宝宝排便也不困难。

宝宝常见的坏便便有这样的特征

颜色上来说,黑色、灰色、白色、红色的便便都不太好。

家长要提高警惕,往往预示着疾病,要及时带宝宝去医院确诊。

形态上来说,一粒一粒的羊粪蛋便、葡萄串样等干燥的大便,还有水样便、蛋花样便、黏稠稀饭样便等偏稀的大便都不正常。

给大家总结一下:

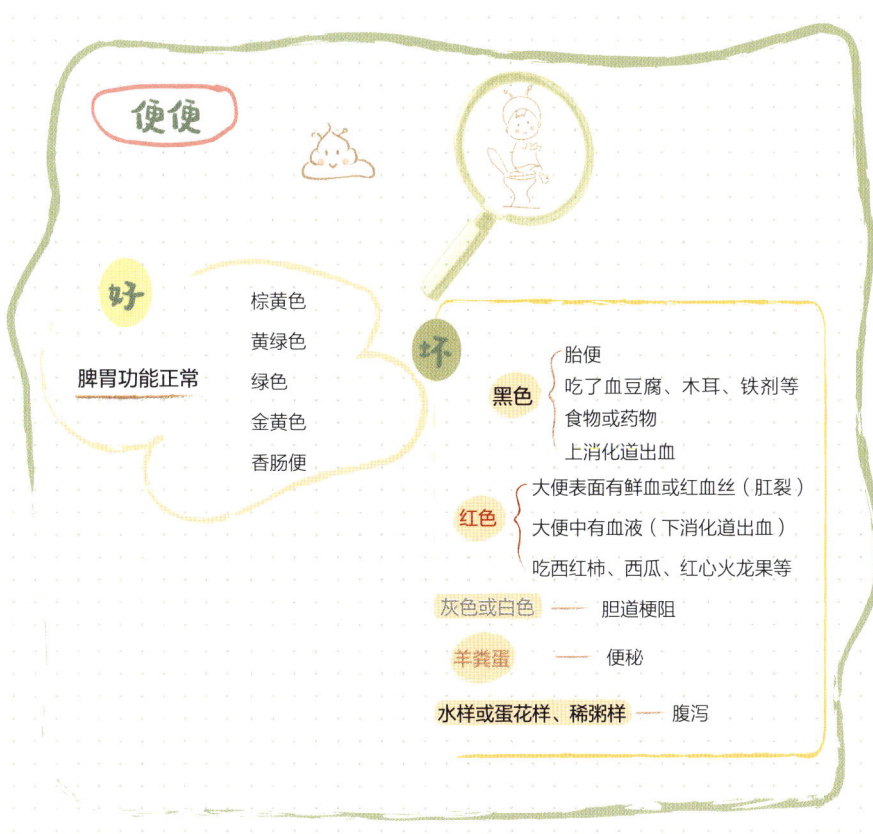

宝宝的大便正常不正常，往往与胃肠道的功能有直接关系。

所以，观察和询问宝宝的大便情况是非常有必要的，发现异常要及时帮助宝宝调整，必要时要及时就医。

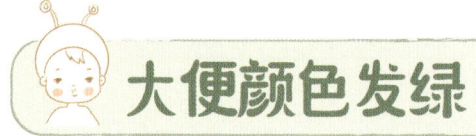
大便颜色发绿

最近在亲子小儿推拿训练营当中,有很多宝妈咨询关于宝宝拉绿色大便的问题。

绿色的大便,是宝宝肠胃出什么问题了吗?还是宝宝生病了呢?

没有添加辅食的宝宝,总是拉绿色大便常有以下几个原因:

1. 喂奶过于频繁

有的妈妈一发现宝宝哭闹,就认为宝宝一定是饿了,马上用喂奶来安抚。

其实,宝宝并不一定是饿了。

要学会辨别宝宝哭闹的原因,是饿了、热了,还是尿了、拉了、想要睡了,还是仅仅是想要抱抱了。

盲目频繁喂奶只会造成喂养过度,多出来的营养物质超过了宝宝的消化吸收能力,就可能造成绿色大便。

2. 腹泻

宝宝在腹泻期间,由于肠道蠕动过快,食物没来得及被完全消化,也会造成大便发绿。所以,首先要查明宝宝腹泻的原因。

3. 摄入过多的铁元素

如果宝宝有额外补充铁剂,比如强化铁的米粉、奶粉、铁剂等,而这些铁元素又没有被完全吸收,那排出的大便也会发绿。

4. 宝宝生病后

有的宝宝感冒发烧之后容易出现绿色大便。

一是由于生病期间吃了很多药物,对胃肠功能有影响;

二是生病期间,宝宝的脾胃相对会弱一些,导致消化吸收能力下降。

病后调养一段时间慢慢就恢复了。

所以，当小月龄的宝宝出现绿色大便的时候，可以从以上四个方面来找找原因。

已经添加辅食的宝宝，除了以上原因，还需要考虑：

宝宝是不是吃了深色的绿叶菜，因为这也会导致大便的颜色偏绿。

多数情况下，绿色大便并不代表宝宝出现了健康问题。

只要宝宝进食正常、睡眠质量好、精神状态好，不用太在意大便是黄还是绿，正确喂养就可以了。

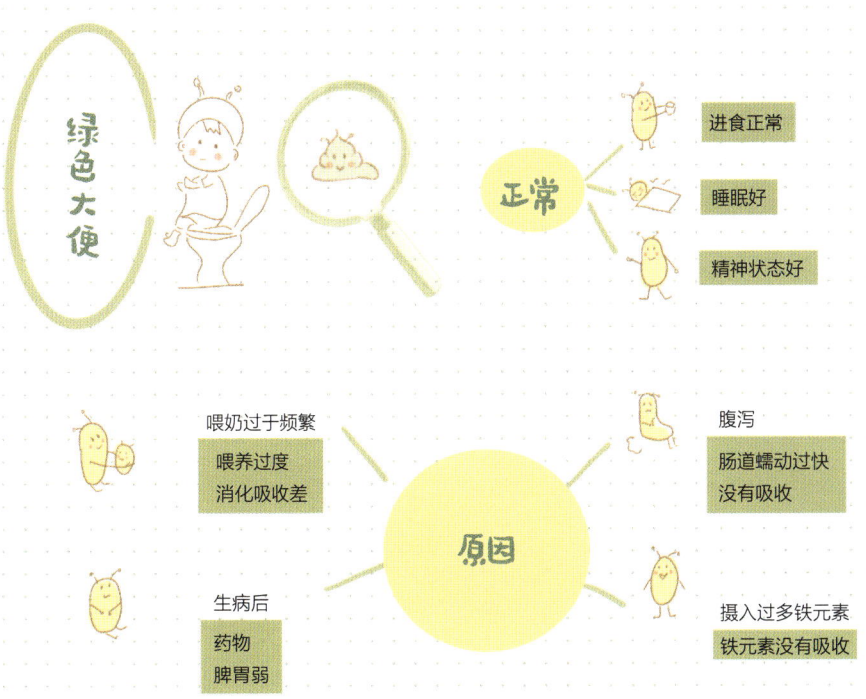

腹泻

对于孩子来说,一年四季都有可能出现腹泻。

不论是由于细菌或者病毒感染,还是食物过敏、受凉、吃冷饮过多等,只要是出现"大便次数增多"和"大便性状改变"(水样便、蛋花样大便、黏液便、脓血便等),都属于腹泻的范畴。

如果宝宝只是大便不成形,次数并没有增多,不一定是腹泻,很可能跟饮食有关。

不论是哪种原因引起的腹泻,家长都应给予足够的重视。

当发现宝宝腹泻,一定不要着急给宝宝吃止泻药,第一时间带宝宝去医院就诊很重要。

作为家长,我们能做的就是做好腹泻的家庭护理,帮助宝宝更好地恢复。

1. 宝宝腹泻,但精神状态很好,吃饭、睡觉都正常

这个时候不用太担心,可以喝口服补液盐,防止脱水。

2. 宝宝腹泻的时候,饮食一定要清淡,容易消化

以粥、软烂面条等为主,小月龄宝宝可以先暂停辅食,以母乳和奶粉为主。

3. 腹泻时要避免油腻、高糖、高脂肪的食物

4. 宝宝出现以下情况时要及早就医

- 1~2小时拉一次水样便,或者次数更多
- 排尿量明显减少,或者4个小时都没有排尿
- 发烧持续3天
- 大便中可以看到有血
- 宝宝不吃不喝

5. 配合小儿推拿

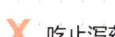
腹泻

大便次数多
每天＞3次
偏稀

大便性状改变
水样
蛋花样
黏液
脓血

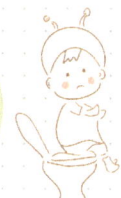

✗ 吃止泻药
! 及时就医

1~2小时，水样便数次
尿少
大便中有血
不吃不喝

精神状态好
吃喝正常

口服补液盐，防脱水
饮食清淡，好消化
暂停辅食，以奶为主

养护

逆时针摩腹

定　位：肚脐周围
手　法：逆时针摩动
操作数：50~100次
功　效：理气消食、温阳止泻

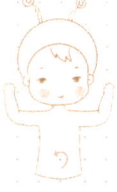
逆时针摩腹

推上七节骨

定　位：第2腰椎至尾椎骨呈一直线
手　法：用拇指侧面自下而上做直推
操作数：100~200次
功　效：温阳止泻

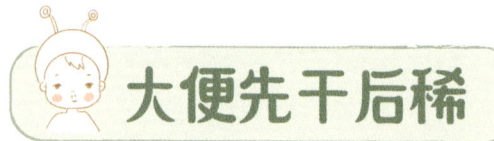

大便先干后稀

有的妈妈很疑惑,宝宝的大便总是刚开始很干,费半天劲才能拉出来,可是拉到后面却是稀的。

这种先干后稀的大便到底是便秘还是拉稀呢?

这是哪里出现了问题?

大便为什么会先干后稀?

大便干燥多是由于宝宝胃肠蠕动偏慢,食物残渣在肠道中停留时间过长,水分越来越少,大便就会变得干燥。

脾气虚的宝宝常常会出现这种情况。

如果宝宝最近又吃了一些生冷的食物,脾胃受寒,脾阳受损,消化食物的火候就小了,食物得不到很好的消化吸收,就容易出现大便稀溏。

所以大便先干后稀的宝宝脾胃虚寒的比较多见。

这种宝宝怎么调理好呢?

第一,宝宝少吃一些生冷寒凉的食物。

这类食物一种是温度上"冷"的,从冰箱里拿出来的食物不要直接吃,尽量吃温暖的食物。

第二种就是属性上属于寒凉的,比如绝大多数的水果都是偏凉的,大家参考一下第196页的《水果寒热一览表》。

第二,坚持给宝宝做一段时间的小儿推拿,我建议大家这几个推拿手法可以经常做。

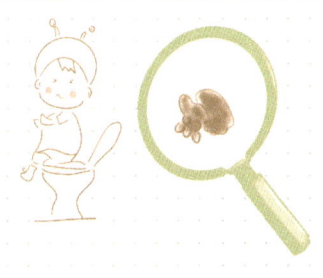

大便先干后稀

 干　胃肠蠕动慢　脾气虚

 稀　吃生冷食物　脾胃受寒

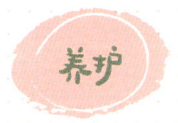
养护

<u>少吃生冷寒凉食物</u>

<u>坚持小儿推拿养护脾胃</u>

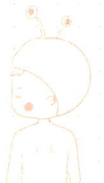
揉脾俞

定　位：第11胸椎与第12胸椎棘突之间，左右各旁开1.5寸
手　法：按揉
操作数：100～200次
功　效：健脾和胃、消食导滞

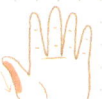
补脾经

定　位：拇指桡侧面从指尖到指根呈一直线
手　法：由指尖向指根方向直推为补
操作数：100～300次
功　效：健脾和胃、补益气血

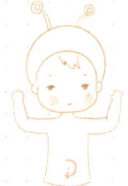
摩腹

顺时针摩腹
定　位：肚脐周围
手　法：顺时针摩动
操作数：50～100次
功　效：理气消食，通大便

逆时针摩腹
定　位：肚脐周围
手　法：逆时针摩动
操作数：50～100次
功　效：理气消食，温阳止泻

顺时针摩腹

逆时针摩腹

　　这几个推拿手法可以每天给宝宝做，对增强宝宝脾胃功能很有帮助。

　　同时，特别建议大家给宝宝记录一段时间的《宝宝喂养反馈日记》（第204页），这样就能更好地了解宝宝脾胃的规律，做到正确喂养。

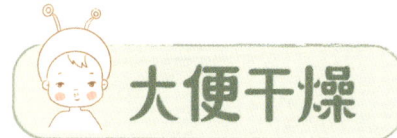

大便干燥

宝宝便秘这个话题,我想跟大家好好说一说。

因为便秘的宝宝实在不少,为了让宝宝顺利拉个便便,家长也是操碎了心。

什么是便秘?

便秘是指以大便干结、排便时间间隔较久、排出困难为主要特征的疾病。

小儿便秘分为功能性便秘和器质性便秘两大类。

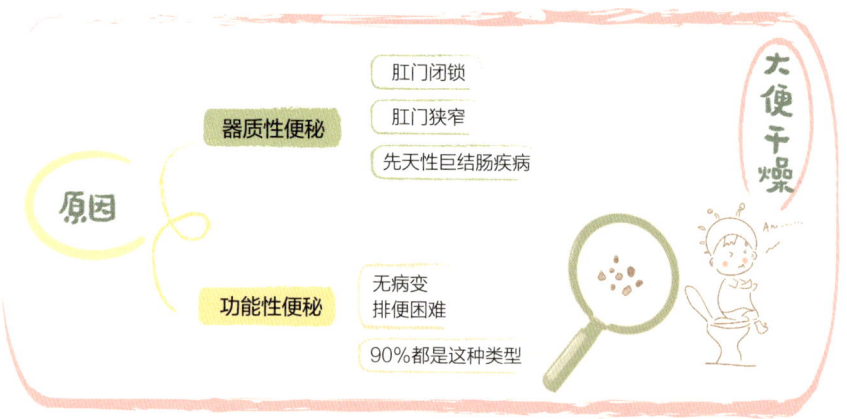

功能性便秘是指结肠、直肠未发现明显器质性病变而以功能性改变为特征的排便障碍。

器质性便秘主要与肛门闭锁、肛门狭窄、先天性巨结肠等疾病相关。

绝大多数的宝宝便秘都属于功能性便秘,占90%以上。器质性便秘是很少见的。

宝宝为什么会便秘呢?

常见的原因有这几种,大家可以对号入座一下:

● 饮食结构不合理

宝宝挑食不爱吃菜，会造成食物中的纤维素摄入不够，致使肠道中的水分减少，形成大便干燥。

● 吃的食物太过精细

家长为了让宝宝更好地吸收食物，把各种蔬菜、水果、主食都煮烂、弄碎，孩子是容易吸收了，但是食物残渣过少，也容易引起便秘。

● 运动少

有的宝宝不喜欢活动，总是坐着，这样胃肠蠕动相对较慢，也容易便秘。

● 脾胃虚寒

吃生冷食物多的宝宝脾胃虚寒，也容易出现大便干燥。

宝宝便秘，推荐给宝宝常做这四个小儿推拿手法，有效缓解便秘。

养护

饮食	✓ 均衡饮食，少零食	排便	✓ 规律	运动	✗ 出汗太多
	✗ 精细				
	✗ 碎				
	✗ 烂				

揉支沟穴
- 定 位：前臂后区腕背横纹上3寸尺骨与桡骨间隙中间
- 手 法：按揉
- 操作数：100~200次
- 功 效：清肠通便

推下七节骨
- 定 位：第二腰椎至尾椎骨呈一直线
- 手 法：用拇指侧面自上而下做直推
- 操作数：100~200次
- 功 效：泻热通便

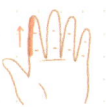

清大肠经
- 定 位：食指桡侧面，自指尖到指根呈一直线
- 手 法：由指根向指尖方向直推为清
- 操作数：100~300次
- 功 效：清肠通便

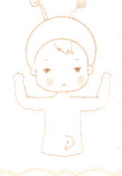

顺时针摩腹
- 定 位：肚脐周围
- 手 法：顺时针摩动
- 操作数：50~100次
- 功 效：理气消食，通大便

如何调整呢？

想要从根本上改善宝宝大便干燥的问题，还是要从日常的喂养和生活起居等各个方面来做调整。

● 饮食要均衡

蔬菜不要太精细，切块、切片，最好不要煮烂、磨碎了吃。

● 零食要少吃

很多零食的制作都需要烘烤，没有营养，吃多了还会让孩子胃肠有积热，容易引起便秘。

● 大便明显干燥的宝宝，可以适当多吃水果

比如火龙果、草莓、梨、猕猴桃等。但是脾胃有虚寒的宝宝不建议多吃水果，这部分内容大家参看（第69页）"脾虚的宝宝不适合吃太多水果"。

● 适当的户外活动

运动可以加速胃肠蠕动，缓解便秘。

但是活动中不要大汗淋漓，汗出太多，反而会加重大便干燥的情况。

● "若要小儿安，三分饥和寒"

每顿饭吃个七八分饱，给脾胃减轻负担。

● 排便习惯

每天相对固定的时间提醒孩子排大便，以利于养成好的排便习惯。

● 如果排便实在困难，偶尔可以借助开塞露帮助大便排出

最后还想提醒一下大家，尽量减轻孩子的排便压力。

家长不要过度关注，好几个人围着忙活，反而会让孩子更加惧怕排便，甚至不敢排便，时间越长，大便就越干，形成恶性循环。

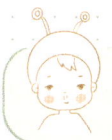
大便间隔时间长（攒肚）

有的小月龄宝宝五天没有拉臭臭，妈妈担心宝宝是不是便秘了？也有的人说是宝宝攒肚。

到底是便秘还是攒肚，怎么判断呢？

区别攒肚还是便秘很简单，掌握一个原则就可以。

那就是看大便的形态和宝宝的表情。

攒肚的宝宝：平时喝奶正常、睡觉正常且精神状态良好，只是排便时间间隔延长，但是排便的时候，没有不舒服和痛苦的表情，大便的形态也基本正常，软软的不干不硬。

在纯母乳喂养的宝宝中更为常见。

因为随着宝宝消化系统的成熟，吃进去的食物被宝宝吸收得更加完全和彻底，剩下的食物残渣就减少了，使得大便在肠道中停留的时间延长。

这种情况不用太担心，也不需要额外给宝宝吃什么药物或者用开塞露。

但是，如果宝宝出现大便又干又硬，排便时痛苦不堪，很费劲，同时，排便时间间隔延长，一周少于2次左右，那宝宝就属于便秘了，需要帮助宝宝调整。

90%以上的便秘都属于功能性便秘，与宝宝饮食、喂养习惯、排便习惯、心理因素等都有关系，找到相应的原因，对症处理就可以了。

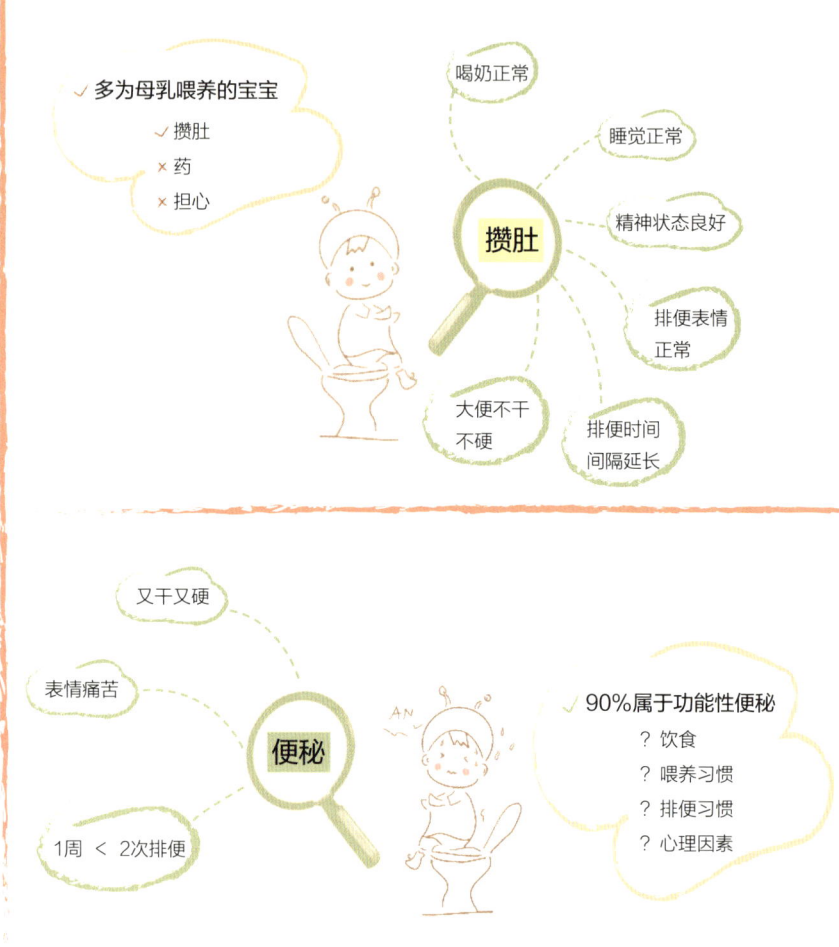

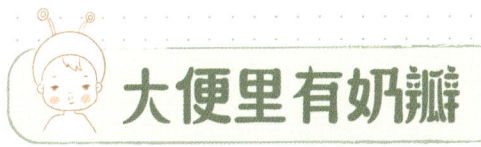

大便里有奶瓣

家有小月龄宝宝的妈妈,应该看到过宝宝的便便里夹有"奶瓣"吧。

有的妈妈没太当回事儿,觉得可能过一段时间就没了,而有的奶瓣会持续很长时间。

有的妈妈会比较担心,是不是宝宝消化不良?

其实,大便里夹有"奶瓣"大多是因为过度喂养造成的。

如何调整呢?

● 奶粉喂养的宝宝,可以适当把奶粉调稀一些

我记得我家姐姐在三四个月的时候,也有一段时间大便里有很多奶瓣。

我在每次冲奶粉的时候比规定加水量多添加5~10毫升的水,两三天之后宝宝的大便里就没有奶瓣了。

虽然奶粉调配是有标准的,但是每个宝宝的消化能力是不同的。

应根据宝宝的具体情况来做相应的调整,适当给宝宝脾胃减轻负担。

● 母乳喂养的宝宝,要避免喂养过于频繁

母乳要"按需喂养",有的妈妈一看到宝宝哭了,就以为宝宝饿了,赶紧给宝宝喂奶。

这样就容易出现喂奶过于频繁,引起"乳积",也就是宝宝吃母乳吃的积食了。

过度喂养的宝宝,会出现不爱喝奶、舌苔白厚、大便夹有奶瓣等表现。

这个时候就要适当减少喂奶频率了。

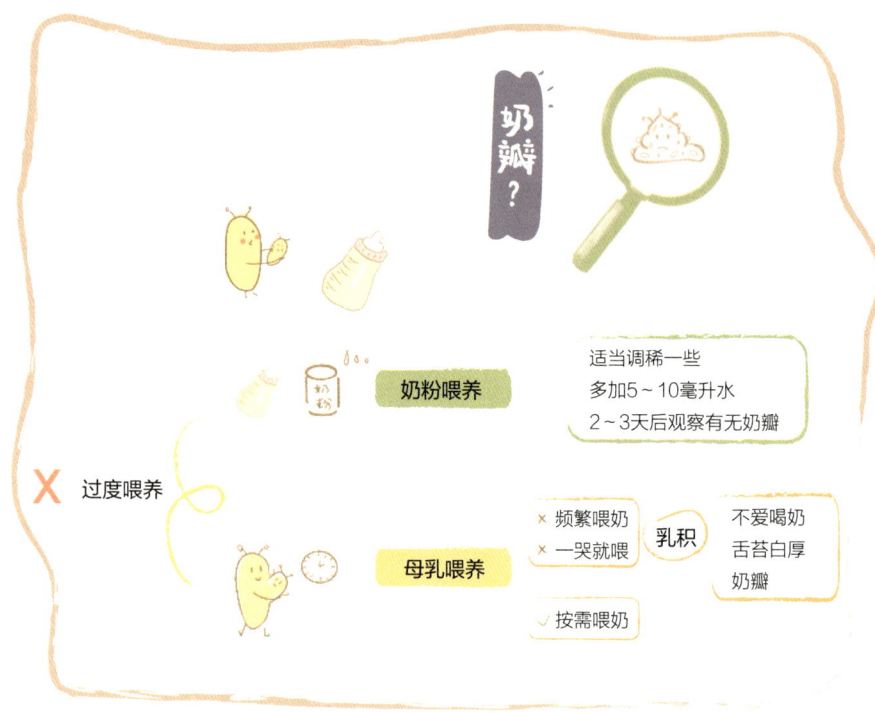

所以，当发现宝宝大便夹有奶瓣的时候，我们可以先从以上两方面找找原因，帮助宝宝调整。

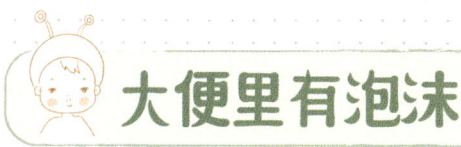

大便里有泡沫

宝宝的大便总会有很多奇怪的表现让妈妈们担心。

两个多月的宝宝,最近几天大便总是偏稀,里面还有很多泡沫,妈妈担心宝宝是不是腹泻了?

大便里为什么会有泡沫呢?

首先,泡沫样的大便提示大便中有气体。

食物当中的糖分在大肠中发酵,发酵时除了产生气体,还会使大便有酸味。

大便出现泡沫,多见于以下两种情况。

1. 腹泻的宝宝

宝宝很可能受风受寒了,可以尝试给宝宝热敷肚脐,或者艾灸肚脐,也可以把手掌搓热了给宝宝热敷肚子来缓解。

同时,日常饮食要注意忌口生冷的食物和寒凉的水果。

2. 乳糖不耐受的宝宝

这时可以考虑使用乳糖酶治疗。

同时配合给宝宝多做补脾经、揉足三里等健脾养胃的推拿手法。

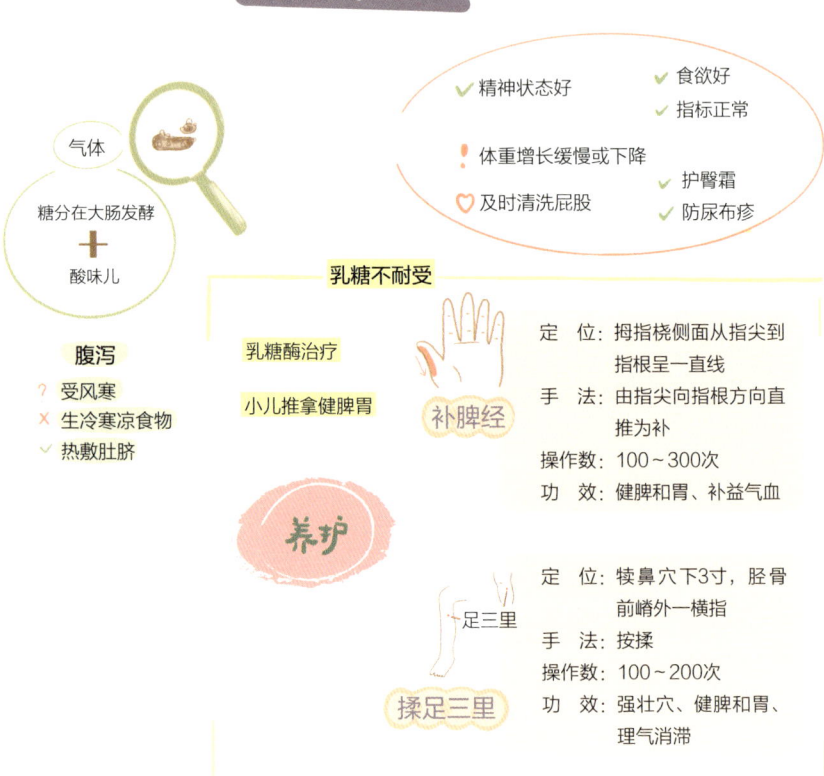

如果宝宝平时精神状态良好,食欲也很好,生长发育的各项指标都正常,那家长不用太过担心。

但是,如果宝宝泡沫便,体重增长缓慢甚至体重下降,就需要及时寻求医生帮助了。

这里要提醒家长朋友,当宝宝大便次数多的时候,一定要及时帮助宝宝把屁股清洗干净。

晾干皮肤后,涂抹护臀霜,再穿纸尿裤,以免屁屁皮肤被大便反复刺激而出现尿布疹。

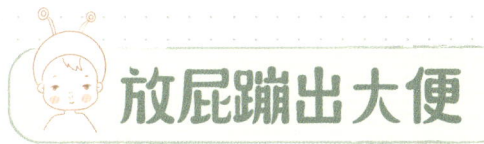

放屁蹦出大便

最近有个粉丝给我留言:"小宝宝刚满三个月,最近放屁总会蹦出点儿大便,宝宝是不是腹泻了?"

我们大人在腹泻的时候,偶尔放个屁也会蹦出点大便,但是不腹泻的时候,基本不会出现这种情况。

那宝宝放屁蹦出大便,是不是也是腹泻了呢?

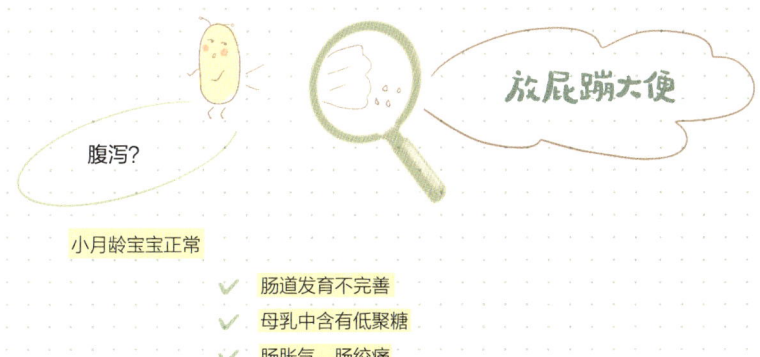

其实,对于小月龄的宝宝,这样的情况是正常的。

因为宝宝的肠道发育还不完善,而且母乳中含有配方奶粉中没有的低聚糖,低聚糖属于膳食纤维,使得宝宝的大便基本上都偏稀。

再有,三个月内的婴儿很可能还有肠胀气、肠绞痛,所以一般排气多。

当腹部用力或者放屁的时候就会带出一点大便,这是非常正常的。

一般4~6月龄之后,这种情况就会越来越少了。